Laborkunde
für Arzthelferinnen

D1720025

1 2. Jan. 1997

Laborkunde für Arzthelferinnen

von Agnes Rosenbruch

unter Mitarbeit von

Mechthild Honermann
Angelika Mehllage
Anette Wenger

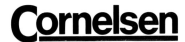

Wissenschaftliche Durchsicht der Kapitel 5, 6 und 7:

Dr. med. Elisabeth Braun
Dr. med. Astrid Heidemann

Für den Gebrauch an Schulen
© 1993 Cornelsen Verlag, Berlin
(erschienen 1992 im Cornelsen Verlag Schwann-Girardet, Düsseldorf)
Alle Rechte vorbehalten.

Gebrauchsnamen, Handelsnamen, Warenbezeichnungen
usw. können gesetzlich geschützt sein, ohne daß
dies besonders gekennzeichnet wurde.

Bestellnummer 451135
2. Auflage
Druck 5 4 3   / 96 95 94
Alle Drucke derselben Auflage sind im Unterricht parallel verwendbar.

Titelfoto: PICTOR International, München
Satz: Rademacher, Mülheim (Ruhr)
Druck: Cornelsen Druck, Berlin
Bindearbeiten: Fritzsche-Ludwig, Berlin

ISBN 3-464-45113-5

Vorwort

Bei der Erstellung dieses Schulbuches zur Laborkunde waren Ansprüche unterschiedlicher Art zu berücksichtigen.

Die Inhalte entsprechen dem aktuellen Stand der technischen und methodischen Neuerungen im Bereich der Labordiagnostik, die in den letzten Jahren verstärkt zu verzeichnen waren.

Die Auswahl der Themen orientiert sich an der seit kurzem existierenden neuen bundeseinheitlichen Ausbildungsordnung für die dreijährige Ausbildung zum Beruf des Arzthelfers/der Arzthelferin, dem Bundesrahmenlehrplan und soweit wie möglich an den Länderlehrplänen.

Darüber hinaus sind auch Laboruntersuchungen aufgegriffen, die in diesen Lehrplänen nicht angesprochen sind. Im Praxisalltag werden heute zahlreiche Untersuchungen in Speziallabors durchgeführt und die Ergebnisse lediglich der Arztpraxis übermittelt. Dadurch bleiben der Arzthelferin die Arbeitsgänge zwischen Probenentnahme/-versand und Entgegennahme des Testergebnisses häufig verborgen. Durch exemplarische Darstellung einiger dieser oft ausgelagerten Untersuchungen kann die Arzthelferin das Zustandekommen der Ergebnisse nachvollziehen und ihre Bedeutung besser einordnen. Zugleich eröffnen diese thematischen Erweiterungen dem Buch auch weitere Einsatzmöglichkeiten in anderen Berufen und Fortbildungsmaßnahmen, die eine Einführung in die medizinische Laborkunde benötigen.

Besonderer Wert wird auf eine methodisch-didaktisch sinnvolle Präsentation der fachlichen Inhalte gelegt. Dies wird durch klare Gliederung der Texte, Hervorhebungen und Wiederholungen von Inhalten sowie zahlreichen Abbildungen unterstützt. Sachverhalte und Zusammenhänge, die sich erfahrungsgemäß als schwierig erweisen, werden vertiefend behandelt. Aufgaben und Fallbeispiele ermöglichen der Arzthelferin, den gelernten Stoff nochmals zu reflektieren.

Das Buch ist so angelegt, daß es über die Berufsausbildung hinaus auch im Laboralltag als Begleiter in den ersten Berufsjahren und als Nachschlagewerk dienen kann.

Meinen Mitautorinnen aus den Arbeitsbereichen Schule und Praxislabor — Frau Angelika Mehllage, Frau Mechthild Honermann sowie Frau Anette Wenger — danke ich für die gute Zusammenarbeit, durch die die vielfältigen oben genannten Aspekte eingebracht und berücksichtigt werden konnten.

Für die wissenschaftliche Durchsicht der Kapitel „Schnelltests", „Harnuntersuchungen" und „Blutuntersuchungen" danke ich Frau Dr. Elisabeth Braun und Frau Dr. Astrid Heidemann. Ebenso danke ich Frau Dr. Elisabeth Dümmer für die hilfreichen Anregungen zum Kapitel „Chemische Grundlagen". Dem Cornelsen Verlag und besonders der zuständigen Fachredaktion danke ich für die gute Zusammenarbeit.

Düsseldorf, im Mai 1989
Agnes Rosenbruch

Inhaltsverzeichnis

1 Das Labor als medizinisch-technischer Arbeitsraum

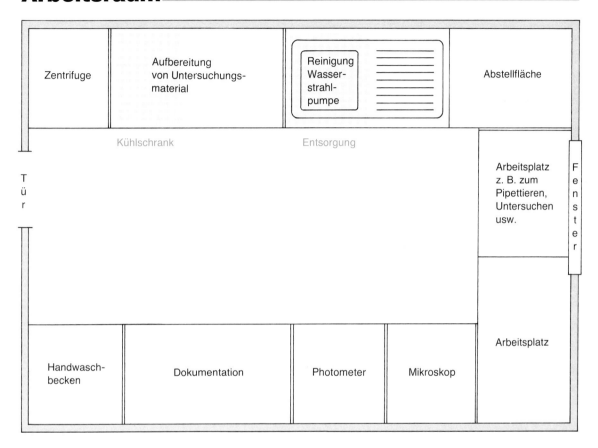

Bei der Neueinrichtung eines Labors muß der Arbeitgeber Vorschriften beachten, die die Sicherheit der Arbeitnehmer am Arbeitsplatz gewährleisten. Weiterhin sollte er für einen reibungslosen und effektiven Arbeitsablauf durch eine funktionsgerechte Gestaltung des Labors sorgen.

Wegen des Umgangs mit infektiösem Material unterliegt die Einrichtung eines Labors bestimmten Gesetzen, Verordnungen, Vorschriften und Normen der Arbeitssicherheit sowie anderen sicherheitstechnischen Vorschriften:

— Richtlinien für Laboratorien (ZH 1/119)
 Bezugsadresse: Hauptverband der gewerblichen Berufsgenossenschaft (BG), Zentralstelle für Unfallverhütung und Arbeitsmedizin, Alte Heerstr. 111, 5205 St. Augustin 2

— Unfallverhütungsvorschriften (UVV) der Berufsgenossenschaft (BG) für Gesundheitsdienst und Wohlfahrtspflege
 Bezugsadresse: BG für Gesundheitsdienst und Wohlfahrtspflege, Pappelallee 35—37, 2000 Hamburg 76
— Arbeitsstättenverordnung
— Gerätesicherheitsgesetz
— DIN und VDE-Normen

1.1 Einrichtung des Labors

Bei der Planung und Einrichtung eines Labors muß aufgrund der bestehenden Richtlinien und Vorschriften auf bestimmte Kriterien geachtet werden, die für ausreichende Sicherheit und funktionsgerechten Ablauf zwingend sind:

Abb. 1.1:
Grundriß
eines Labors

Raum:
— ausreichende Größe und Höhe
— gute Belüftbarkeit (Fenster, Klimaanlage, evtl. Abzüge)
— gute Beleuchtung (Fenster, Neonlicht)
— Heizung.

Ausstattung:
— Fußboden und Wände pflegeleicht
— Labormöbel für Arbeiten im Sitzen mit einer Arbeitshöhe von 80 cm
— Arbeitsflächen aus säurefestem Material (z. B. Stein, Kunststoff)
— Stühle in der Höhe verstellbar und kippsicher (5-füßig, auf Rollen)
— Vitrinen für Glasgeräte über den Arbeitsflächen.

Für Harnuntersuchungen ist es vorteilhaft, wenn sich die Patiententoilette direkt neben dem Labor befindet und eine Durchreiche für Harn eingerichtet ist.

1.2 Installationen im Labor

Für einen optimalen Arbeitsablauf muß auf eine ausreichende und richtig plazierte Installation von Steckdosen, Gas- und Wasserleitungen geachtet werden:
— ausreichend Steckdosen an der Wand hinter den Arbeitsflächen
— Gasleitungen für den/die Bunsenbrenner
— zusätzliche Gasflasche an einem festen, sicheren Platz (nicht zu nah an Fenster oder Heizung)
— Einrichtung von zwei Reinigungsplätzen:
  eine Spüle für die Reinigung von gebrauchten Geräten mit Anschluß für eine Wasserstrahlpumpe und
  ein davon getrenntes Handwaschbecken mit einer Desinfektionsanlage
— evtl. ein Abzug, z. B. für Arbeiten mit Formaldehyd
— Installation einer Brause am Laborausgang nach den Bestimmungen der UVV (siehe 2.3).

1.3 Arbeitsbereiche im Labor

Um im Labor ein optimales und zügiges Arbeiten auch mit mehreren Personen zu ermöglichen, muß die Einteilung der Arbeitsbereiche sowie die Anordnung der Geräte funktionsgerecht und sinnvoll sein. Je nach Art der durchgeführten Untersuchungen sind z. B. folgende **Arbeitsplätze** notwendig:
— Platz zur Aufbereitung des Untersuchungsmaterials (Gewinnung der gewünschten Untersuchungsbestandteile)
— Mikroskopplatz
— Photometerplatz (nicht zu nah am Fenster, Lichteinfall kann zu Ablesefehlern führen)
— Zentrifugenplatz (fester, sicherer Standort, nicht in der Nähe der empfindlichen Geräte wie Mikroskop und Photometer)
— Platz zur Entsorgung von infektiösem Material sowie von giftigen Untersuchungssubstanzen
— Dokumentationsplatz
— Reinigungsplatz (nach Möglichkeit eine Doppelspüle mit großer Abstellfläche und Einrichtung für Wasserstrahlpumpe)
— Handwaschbecken am Laborausgang.

Die meisten der durchgeführten Untersuchungen lassen sich wie folgt einteilen:
— Harnuntersuchungen (z. B. Bestimmung der Harnbestandteile)
— Hämatologische Untersuchungen (Hämatologie = Lehre vom Blut und den Blutbestandteilen, z. B. Bestimmung der Anzahl der Blutzellen)
— Klinisch-chemische Untersuchungen (z. B. Enzym- und Substratbestimmungen)
— Gerinnungsuntersuchungen (z. B. Bestimmungen des Blutgerinnungssystems)
— Untersuchungen auf Krankheitserreger (z. B. Bestimmung der Keimzahl im Harn, Untersuchung des Vaginalsekretes)
— Untersuchungen zur Krebsvorsorge (z. B. Untersuchung auf okkultes Blut im Stuhl)
— Immunologische Untersuchungen (z. B. Schwangerschaftsnachweis).

2.1 Unfallverhütungsvorschriften

Für jeden Arbeitsbereich gibt es eine entsprechende Unfallverhütungsvorschrift (UVV), die die jeweiligen Arbeitnehmer zu befolgen haben. Für die Arztpraxis gelten die **Richtlinien für Laboratorien** und die **UVV Gesundheitsdienst und Wohlfahrtspflege** (Adresse siehe Kap. 1).

Jede Arzthelferin ist verpflichtet, die UVV zu beachten und deren Anweisungen zu befolgen. Personen, die der Arzthelferin zur Hilfe oder Unterweisung zugeteilt sind, hat sie auf die geltenden Richtlinien hinzuweisen und auf deren Einhaltung zu achten. Der Arbeitgeber (Arzt, Chefarzt, Krankenhausverwaltung) muß in regelmäßigen Abständen alle beschäftigten Personen auf die Vorschriften hinweisen und sie bei Bedarf erläutern.

Die Venenblutentnahme wird in der Praxis meist von Krankenschwestern, medizinisch-technischen Assistenten oder Arzthelferinnen durchgeführt. Der Arzt hat die Pflicht, sich wiederholt davon zu überzeugen, daß seine Gehilfen ausreichend Erfahrung und Übung haben, um die Entnahme einwandfrei vornehmen zu können. Auch muß er ständig erreichbar sein, falls Komplikationen auftreten (z. B. Kollaps des Patienten).

Der Gesundheitszustand aller im Gesundheitsdienst tätigen Personen muß regelmäßig durch medizinische Vorsorgeuntersuchungen überprüft werden (Erst- und Nachuntersuchungen). Diese Untersuchungen werden in einigen Bereichen auch durch andere Verordnungen gefordert (Strahlenschutzverordnung, Röntgenverordnung, Arbeitsstoffverordnung, Jugendarbeitsschutzgesetz).

Bei den Vorsorgeuntersuchungen wird besonders die Infektion mit Krankheitserregern überprüft (z. B. Hepatitis).

Aufgrund der besonderen Gefährdung der im Gesundheitsdienst tätigen Personen werden Schutzimpfungen empfohlen. Hervorzuheben ist die Hepatitis-B-Impfung, da für Arzt und Helferinnen eine erhöhte Infektionsgefahr durch kontaminiertes Blut besteht.

2.2 Allgemeine Sicherheitsmaßnahmen

In folgenden Bereichen ist in der Praxis auf besondere Sicherheit zu achten, da ein erhöhtes Risiko der Infektion, Intoxikation oder Verletzung besteht.

Umgang mit Untersuchungsmaterial

Jegliches Untersuchungsmaterial (Blut, Auswurf, Abstrich, Urin, Stuhl, Eiter, Gewebekulturen) kann infiziert und damit eine Gefahrenquelle sein. Eine direkte Berührung unbedingt vermeiden. Falls das Material doch berührt wurde, umgehend die betroffene Stelle desinfizieren. Grundsätzlich ist jedes Untersuchungsmaterial als infektiös zu behandeln!

Pipettieren

Das Pipettieren mit dem Mund ist verboten, da sehr leicht infiziertes Material oder giftige Substanzen in den Mund gelangen können.

> Es sollten immer Pipettierhilfen verwendet werden!

Umgang mit Laborgeräten

Mit den Laborgeräten vorsichtig umgehen, da durch zerbrochenes Glas sehr leicht Verletzungen entstehen können. Weiterhin auf die sachgemäße Behandlung von Kanülen, Ampullen und Instrumenten achten.

Instrumente: Gebrauchte Instrumente und Kanülen als infektiös ansehen und so entsorgen, daß niemand gefährdet wird. Als Entsorgungsgefäße dienen feste Behälter mit Deckel, in die Einmalskalpelle, Einmalspritzen mit aufsitzender Kanüle und Hülle, Einmalkapillaren, Ampullen, Einmallanzetten, Reaktionsgefäße oder Pipettenspitzen gegeben werden.

Ampullen: Hier besteht eine große Gefahr beim Aufsägen durch splitterndes

Warnzeichen

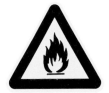

Warnung vor feuergefährlichen Stoffen

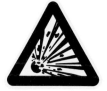

Warnung vor explosionsgefährlichen Stoffen

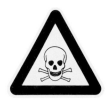

Warnung vor giftigen Stoffen

Warnzeichen

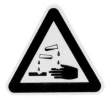

Warnung vor
ätzenden Stoffen

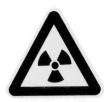

Warnung vor radio-
aktiven Stoffen
oder ionisierenden
Strahlen

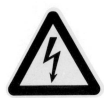

Warnung vor
gefährlicher elek-
trischer Spannung

Glas oder durch die Säge selbst. Beim Abbrechen des Ampullenhalses ist Vorsicht geboten. Die Spitze bei diesem Vorgang nur mit einem feuchten Alkoholtupfer anfassen und abbrechen.

Spritzen mit aufgesteckter Kanüle: Diese Spritzen bei jeder Tätigkeit sorgfältig handhaben. Es sollte sich immer die Hülle auf der Kanüle befinden. Die Kanülenspitze nie auf andere Personen richten, da es zu Stichverletzungen und Infektionen kommen kann.

Um eine Verwechslung von Medikamenten zu vermeiden, sollte nach dem Aufziehen der Spritze die leere Ampulle über die Kanüle gestülpt werden, so daß sich der Arzt immer vom Inhalt überzeugen kann. Die Kanüle in einem gesonderten Kanülensammler entsorgen, die Spritze hingegen kann in den normalen Müll.

Umgang mit dem Bunsenbrenner

Beim Arbeiten mit dem Bunsenbrenner auf einen gleichmäßigen und langsamen Gasausstrom achten, da sonst die Flamme zurückschlägt. Strömt das Gas zu schnell aus, kann die Flamme erlöschen und durch das ausströmende Gas entsteht eine Explosionsgefahr.

Beim Erhitzen von Substanzen in Regagenzgläsern darauf achten, daß die Öffnung nie auf andere Personen gerichtet ist, da die Substanzen herausspritzen können.

Nach dem Arbeiten mit dem Bunsenbrenner die Flamme sofort löschen.

Umgang mit elektrischen Geräten, Leitungen und Stromquellen

Reparaturen an Elektrogeräten nur vom Fachmann durchführen lassen.

Steckdosen, Stecker und Leitungen regelmäßig auf Beschädigungen kontrollieren.

Elektrische Geräte nie mit nassen Händen anfassen, da die Gefahr eines Stromschlages besteht (besonders bei defekten Geräten, Leitungen, etc.).

Schutzkleidung

Jede Person hat Schutzkleidung aus Baumwolle zu tragen. Der **Arbeitskittel** sollte für die betreffende Person lang genug und geschlossen sein. Baumwolle ist gut zu reinigen (kochfest) und zu desinfizieren, auch ist sie schwerer entflammbar als andere Materialien.

Bei jedem Kontakt mit infektiösem Material **Einmalhandschuhe** tragen! Grundsätzlich ist jedes Untersuchungsmaterial als infektiös zu betrachten!

Beim Arbeiten mit ätzenden Flüssigkeiten unbedingt **Schutzhandschuhe** und **Schutzbrille** tragen (z. B. beim Umfüllen oder Verdünnen von Säuren)! Sicheres Schuhwerk tragen, damit keine Sturzgefahr besteht.

Längere Haare zusammenbinden und hochstecken damit sie nicht mit den Untersuchungsmaterialien in Kontakt kommen.

Schmuck vor der Arbeit ablegen, weil sich zwischen Haut und Schmuckstück ein idealer Nährboden für Bakterien befindet.

Weitere Schutzmaßnahmen

Im Labor sind Essen, Trinken und Rauchen untersagt, auch dürfen keine Lebensmittel im Laborkühlschrank gelagert werden.

Den Fußboden der Praxis nie bohnern, damit die Ausrutschgefahr gemindert wird. Auch sollten sich in der Praxis keine leicht rutschenden Teppiche befinden.

2.3 Brandschutzmaßnahmen in Praxisräumen

Um einen Brand zu vermeiden bzw. schnell und effektiv zu bekämpfen, schreiben die Richtlinien besondere Vorkehrungen und Regeln vor:

Brandschutzeinrichtungen im Labor

- Feuerlöscher am Ausgang und neben den Abzügen (Kohlensäurelöscher mit mindestens 2 kg Füllmenge)
- Pulverlöscher (mindestens 6 kg Füllmenge) und Löschdecke im Flur vor dem Labor
- Notbrause neben dem Laborausgang
- Absperrungen an Gasleitungen
- Erste Hilfe-Kasten im Labor

Verhaltensregeln zur Verhinderung der Brandgefahr

- Ein offenes Feuer (Bunsenbrenner) nie unbeaufsichtigt lassen.
- In der Nähe einer offenen Flamme keine brennbaren Flüssigkeiten (Ether, Alkohol, Benzin) lagern, da einige Flüssigkeiten Gase bilden oder entzündliche, explosive oder giftige Dämpfe. Ebenso keine alkoholischen Desinfektionsmittel verwenden.
- Keine Kunststoffvorhänge verwenden, da sie leicht brennbar sind und eine starke Rauchentwicklung verursachen.
- Spraydosen nie in der Nähe einer offenen Flamme oder im Sonnenlicht aufbewahren oder anwenden, da sie explodieren können.
- Elektroheizgeräte (Heizlüfter, Infrarotstrahler) nur unter Beaufsichtigung betreiben. Defekte Geräte nicht verwenden und Reparaturen nur von Fachleuten durchführen lassen.
- Flure und Treppen müssen in ganzer Breite als Flucht- und Rettungswege zur Verfügung stehen und gut gekennzeichnet sein.
- Die Notrufnummer muß sich am Telefon befinden.

Verhaltensregeln im Brandfall

In einem Brandfall sind folgende grundsätzlichen Dinge zu beachten:
- Ruhe bewahren
- Feuerwehr benachrichtigen
- Gefahr abschätzen (Größe des Brandes, Nähe von gefährlichen Stoffen, Explosionsgefahr, Personengefährdung).

Über diese und weitere Maßnahmen geben Aushänge im Labor Auskunft.

2.4 Maßnahmen bei Laborunfällen

Bei jeder Berührung von Schleimhäuten (z. B. von Augen, Nase, Mund) oder von Hautwunden mit Untersuchungsmaterial muß von einer erfolgten Infektion ausgegangen werden. Das gilt ebenfalls für die Verletzung durch bereits benutzte Instrumente.

Der Arzt muß in allen Fällen sofort informiert werden!

Erste-Hilfe-Maßnahmen für einzelne Körperbereiche

Mund: Falls Material in den Mund gelangt, sofort ausspucken und ein Abschlucken vermeiden. Danach Brot kauen und ausspucken. Zusätzlich Mund gründlich mit Wasser ausspülen und gurgeln.

Augen: Augen nicht reiben. Den Bindehautsack mit Wasser gründlich ausspülen. Falls Krankheitserreger in den Bindehautsack gelangt sind, können Sie über den Tränenkanal in die Nase, in den Rachen und in den Magen gelangen.

Nase: Sofort kräftig und wiederholt ausschnauben. Einatmen durch den Mund und ausatmen durch die Nase. Weiterhin sind die unter ‚Mund‘ angegebenen Maßnahmen durchzuführen.

Haut: Oberflächliche Kratzwunden sofort desinfizieren.

Andere Wunden (z. B. Schnittwunden) ausbluten lassen. Anschließend die Umgebung der Wunde abspülen und desinfizieren. Die Wunde selbst nur dann desinfizieren, wenn sie klein ist und nicht stark blutet. Abschließend einen Schutzverband anlegen.

Verätzungen an Mund, Haut, Augen:

Kleidungsstücke sofort entfernen und die betroffene Haut mit viel Wasser abspülen. Anschließend wie jede andere Wunde verbinden.

Falls Ätzgifte in den Mund gelangt sind, Haferschleim oder Milch aufnehmen. Bei Laugenverätzungen bietet sich hingegen

Speiseessig (2 Eßlöffel auf 100 ml Wasser), bei Säureverätzungen gebrannte Magnesia usta (6 Teelöffel auf 1 l Wasser) an.

Verätzte Augen im Liegen gründlich unter Schutz des gesunden Auges mit Wasser (Augenspülflasche) spülen (außer bei Kalkverätzung). Augenarzt unbedingt aufsuchen.

Unfälle mit elektrischem Strom

Den Strom sofort am Hauptschalter abstellen (Vorsicht bei Hochspannung), danach den Verunglückten bergen. Ist die Abschaltung nicht möglich, stellt sich ein Helfer auf absolut trockenes Holz sowie eine mehrfache Glasschicht und umwickelt seine Hände mit Tüchern und Kleidungsstücken. Danach kann er den Verunglückten berühren, jedoch nie ohne derartige Vorsichtsmaßnahmen.

Bei Atemstillstand sofort Wiederbelebungsversuche einleiten. Brandwunden mit sterilen Tüchern abdecken (auf ausreichende Wärmezufuhr achten).

Die Verunglückten müssen sofort in ein Krankenhaus gebracht werden.

Verbrennungen

Brennende Kleidung mit Wasser oder durch Einhüllen in Decken sowie Rollen am Boden löschen. Lockere, nicht fest haftende Kleidungsstücke über Brandwunden entfernen. Brandblasen nie eröffnen.

Bei der Verbrennung von Extremitäten das betroffene Körperteil sofort in kaltes Wasser halten. Bei kleinen Brandwunden (1. Grades) ein Brandgel aufstreichen, bei größeren Wunden einen sterilen Verband auflegen. Der Betroffene muß warm gehalten werden und viel trinken (1/2 Teelöffel Kochsalz auf 1 l Flüssigkeit).

Die Verunglückten müssen bei größeren Brandwunden sofort ins Krankenhaus.

Verletzungen und Wunden

Je nach Art und Ausmaß einer Verletzung oder Wunde muß das Eintreffen des Arztes abgewartet oder eine weitere Behandlung in einem Krankenhaus eingeleitet werden.

Nicht versuchen, einen eingedrungenen Fremdkörper zu entfernen, die Wunde auszuwaschen oder eine Salbe aufzubringen. Die Wunde oder Verletzung ausbluten lassen, keimfrei abdecken und ruhig stellen (evtl. Schienung) bis der Arzt eintrifft.

Jede Wunde gilt als infiziert, es muß jedoch eine Sekundärinfektion verhindert werden. Bei einer starken Blutung die Wunde abbinden oder einen Druckverband anlegen.

2.5 Aufbewahrung und Entsorgung

Aufbewahrung

Chemische Substanzen, die in der Praxis verwendet werden, genau und gut lesbar kennzeichnen. Sie sollten im Labor untergebracht und für die entsprechenden Untersuchungen gut erreichbar sein. Dabei ist im Umgang mit toxischen Untersuchungssubstanzen entsprechende Vorsicht geboten.

Das gleiche gilt für Arzneimittel. Gut geschützt lagern und vor fremden Zugriffen bewahren.

Bei Arzneimitteln sowie Untersuchungssubstanzen ist stets das Haltbarkeitsdatum zu kontrollieren.

Untersuchungsmaterialien (Blut, Harn, Kot) genau kennzeichnen und verschlossen aufbewahren. Evtl. im Kühlschrank aufbewahren, falls eine sofortige Untersuchung nicht möglich ist.

Entsorgung

Abfälle in der Praxis sind durch ihre Infektiosität (z. B. Untersuchungsmaterialien wie Blut, Harn) sowie ihre Toxizität (chemische Substanzen, die für Untersuchungen verwendet werden sowie Materialien zur Röntgenfilmentwicklung) eine Gefahr für die Umwelt. Im Umgang ist absolute Vorsicht geboten. Die Abfälle müssen in der Praxis bereits in speziell dafür vorgesehenen Behältern entsorgt werden.

Der Praxisabfall kann unterschieden werden in Hausmüll und Sondermüll.

Einteilung der Abfälle:
- Altmedikamente und Chemikalien an die Lieferanten oder Apotheker zurückgeben oder zur Sondermüllbeseitigung bei den Kommunen bringen.
- Abwässer und Fixierbäder aus der Röntgenfilmentwicklung sammeln und an den Hersteller zurückgeben zur Rückgewinnung des Silberanteils.
- Blutverunreinigte Abfälle, Körperteile und Organe gehören zum Sondermüll und müssen verbrannt werden (z. B. Verbrennungsanlagen der Krankenhäuser).
- Infektiöse Abfälle (Untersuchungsmaterialien) sind nach den Bestimmungen des Bundesseuchengesetzes zu desinfizieren (z. B. alle Körperflüssigkeiten, Verbandsmaterial von Wunden, Kanülen) oder zum Sondermüll zuzuordnen (Verbrennen).

Die Desinfektion von kleinen Mengen infektiösen Materials kann chemisch erfolgen. Nachteilig ist der große Verbrauch an Desinfektionsmitteln, die relativ lange Zeitdauer sowie die Umweltbelastung. Möglich ist auch die physikalische Desinfektion im Autoklaven, die den Nachteil der starken Geruchsbelästigung hat.

2.6 Versand von Untersuchungsmaterial

Es kommen z. B. folgende Untersuchungsmaterialien für eine Versendung in Betracht: Blut, Eiter, Gewebeproben, Abstriche, Harn, Stuhl, Sputum, Plasma, Serum, Punktate.

Versandgefäße

Sie sind ausreichend zu kennzeichnen, müssen steril sein und dürfen nur zu zwei Dritteln mit Untersuchungsmaterial gefüllt sein. Die Gefäße fest verschließen evtl. Verschmutzungen desinfizieren. Die Gefäße je nach Material zusätzlich bruchsicher verpacken, wobei das Schutzgefäß ebenfalls fest verschließbar sein muß.

Kennzeichnung

Die Gefäße mit den persönlichen Daten des Patienten, dem Entnahmedatum und der Konservierungsart kennzeichnen. Zusätzlich die erforderlichen Begleitscheine genau ausfüllen, wobei folgende Daten nicht fehlen dürfen: Personalien des Patienten, vermutete Diagnose, Materialart, Infektiosität, gewünschte Untersuchung, Befundübermittlung, Kostenträger.

Versand

Die Versandhüllen müssen Versandgefäße und Begleitscheine aufnehmen, deutlich beschriftet und gut verschlossen werden. Beides so verpacken, daß evtl. auslaufendes Untersuchungsmaterial den Begleitschein nicht unlesbar macht. Bei Frost muß das Material zusätzlich geschützt verpackt werden, bei Hitze muß Eilzustellung erfolgen. Zum Versand von infektiösem Material gibt es spezielle farbige Kunststoffumschläge (z. B. orange, violett).

Bei infektiösem Material sowie auch nur bei einem Verdacht auf Infektiosität, wird ein entsprechender Vermerk auf dem Päckchen (z. B. „Vorsicht: menschliches Untersuchungsmaterial") angebracht. Alle Sendungen müssen persönlich an Postschaltern abgegeben werden.

Der Versand ist grundsätzlich möglichst schnell durchzuführen.

Für die Versendung von Krankheitserregern (z. B. im Untersuchungsmaterial) gibt es besondere gesetzliche Vorschriften (siehe Reichsgesetzblätter vom 21. 11. 1917, vom 17. 12. 1921, vom 17. 7. 1932). Beim Versand von sogenannten Seuchenerregern (geregelt im Bundesseuchengesetz) müssen sich Absender und Empfänger gegenseitig über die Absendung bzw. den Erhalt des Materials informieren. Viele Untersuchungslaboratorien stellen Verpackungsmaterial zur Verfügung und beraten die Praxen bei besonderen Problemstellungen.

Versandbuch

Alle vorgenommenen Materialversendungen und ihre Ergebnisse müssen in ein Versandbuch eingetragen werden.

3 Chemische Grundlagen

Was ist eigentlich Chemie? Ist das eine Wissenschaft, mit der man im täglichen Leben nichts zu tun hat?

Schon sehr früh haben die Menschen erkannt, daß unsere Welt aus vielen verschiedenen Stoffen bzw. Substanzen besteht: Brennstoffe (z. B. Holz, Erdöl, Erdgas), Baustoffe (z. B. Holz, Stein), Wasser, Farbstoffe und vieles mehr. Auch die Lebewesen bestehen aus bestimmten Stoffen: z. B. Eiweißen, Fetten, Kohlenhydraten und Wasser.

Schon vor langer Zeit beschäftigten sich die Menschen daher mit den verschiedenen Stoffen: Sie untersuchten sie, wandelten sie um, usw.

Es entwickelte sich die Chemie als Wissenschaft, die sich mit den Stoffen unserer Umwelt, deren Aufbau, Eigenschaften und Veränderungen beschäftigt.

Chemie begegnet uns überall im Leben, z. B. auch im Labor, wo das Blut oder der Harn des Patienten auf bestimmte Stoffe hin untersucht wird.

Aufgaben der Chemie

1. Analyse:
Untersuchung der Eigenschaften, Zusammensetzungen und Umwandlungen von Stoffen;
Zerlegen von Stoffen in ihre Ursprungsbestandteile, z. B. im Labor: Untersuchung von Harn und Blut.

2. Synthese:
Herstellung neuer Stoffe durch chemische Reaktionen, z. B. Arzneimittel, Farbstoffe und Kunststoffe.

3.1 Aufbau und Zusammensetzung der Stoffe

Ein Stoff kann an seinen spezifischen Eigenschaften erkannt und von anderen Stoffen unterschieden werden: z. B. Dichte, Schmelz- und Siedepunkt, Farbe und Glanz, Geruch und Geschmack.

Die Stoffe lassen sich durch physikalische oder chemische Verfahren in ihre Grundstoffe oder Elemente zerlegen.

3.1.1 Aufbau der Elemente und Atome

Die kleinsten Teilchen der Elemente sind die Atome, die nicht weiter durch chemische Vorgänge teilbar sind. Ein Element besteht aus gleichartigen Atomen, die verschiedenen Elemente sind aus jeweils verschiedenen Atomen aufgebaut. Die Atome eines Elementes zeigen die gleichen chemischen Eigenschaften.

Über den Aufbau eines Atoms gibt es bestimmte Modellvorstellungen: Jedes Atom besteht aus einem **Atomkern** und einer **Atomhülle.** In der Atomhülle befinden sich negativ geladene Teilchen, die **Elektronen (e⁻),** daher wird die Atomhülle auch als **Elektronenhülle** bezeichnet. Die Elektronen bewegen sich auf bestimmten Bahnen, den **Elektronenschalen,** mit hoher Geschwindigkeit um den Atomkern. Je nach Element besitzen die Atome 1–7 Elektronenschalen. Jede Schale ist mit einer bestimmten Anzahl von Elektronen besetzt. **Eine Außenschale enthält jedoch niemals mehr als 8 Elektronen.**

Die Atomkerne bestehen aus den positiv geladenen **Protonen (p⁺)** und den elektrisch neutralen **Neutronen (n).** Die Anzahl der Protonen im Atomkern entspricht jeweils der Anzahl der Elektronen in der Atomhülle. Dadurch gleichen sich die positiven und negativen Ladungen aus und das Atom erscheint nach außen ungeladen (elektrisch neutral).

Anzahl der Protonen =
Anzahl der Elektronen

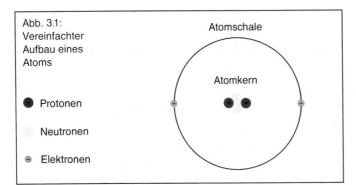

Abb. 3.1:
Vereinfachter Aufbau eines Atoms

● Protonen

○ Neutronen

⊖ Elektronen

Atomschale

Atomkern

Alle Atome eines Elementes besitzen die gleiche Protonenzahl. Die **Protonenzahl** wird auch als **Kernladungszahl** eines Elementes bezeichnet. Jedes Element hat eine andere Kernladungszahl.

Protonenzahl = Kernladungszahl

Ein Element besteht aus Atomen mit gleicher Kernladungszahl.
Addiert man bei einem Atom die Anzahl der Protonen und Neutronen, so erhält man die **Massenzahl.**

Massenzahl = Anzahl der Protonen
+ Anzahl der Neutronen

Während die Atome eines Elementes immer dieselbe Protonenzahl haben, ist die Anzahl der Neutronen nicht immer gleich.
Atome eines Elementes mit gleicher Kernladungszahl aber unterschiedlicher Massenzahl nennt man **Isotope.**
Alle Isotope eines Elementes haben die gleichen chemischen jedoch unterschiedliche physikalische Eigenschaften. Etwa $4/5$ aller Elemente weisen Isotope auf.
Die Isotope werden nach ihrer Herkunft eingeteilt in natürliche und künstliche, nach ihren Eigenschaften in stabile und instabile (radioaktive).
In der Medizin wird z. B. radioaktives Co^{60} (Cobalt) zur Bestrahlung von Tumoren eingesetzt.

3.1.2 Periodensystem der Elemente (PSE)

Alle Elemente sind nach ihrer Kernladungszahl und dem Aufbau ihrer Atomhülle im Periodensystem der Elemente geordnet. Die Elemente sind nach aufsteigender Protonenzahl nummeriert. Daher spricht man auch von **Ordnungszahl.**

Protonenzahl = Kernladungszahl
= Ordnungszahl

Meist stehen die Stoffe nur mit ihrem Symbol im Periodensystem, das sich von

	I	II	III	IV	V	VI	VII	VIII
1	1 **H** 1,00797							2 **He** 4,0026
2	3 **Li** 6,939	4 **Be** 9,0122	5 **B** 10,811	6 **C** 12,011	7 **N** 14,007	8 **O** 15,999	9 **F** 18,998	10 **Ne** 20,183
3	11 **Na** 22,990	12 **Mg** 24,314	13 **Al** 26,982	14 **Si** 28,086	15 **P** 30,974	16 **S** 32,064	17 **Cl** 35,453	18 **Ar** 39,948
4	19 **K** 39,102	20 **Ca** 40,08	31 **Ga** 69,72	32 **Ge** 72,59	33 **As** 74,922	34 **Se** 78,96	35 **Br** 79,909	36 **Kr** 83,80
5	37 **Rb** 85,47	38 **Sr** 87,62	49 **In** 114,82	50 **Sn** 118,69	51 **Sb** 121,75	52 **Te** 127,60	53 **I** 126,90	54 **Xe** 131,30
6	55 **Cs** 132,90	56 **Ba** 137,34	81 **Tl** 204,37	82 **Pb** 207,19	83 **Bi** 208,98	84 **Po** (209)	85 **At** (210)	86 **Rn** (222)
7	87 **Fr** (223)	88 **Ra** (226)						

Abb. 3.2:
Periodensystem der Elemente (PSE)
(nur Hauptgruppen)

—— Ordnungszahl
—— Elementsymbol
—— Atommasse

I – VIII = Gruppen
1 – 7 = Perioden

⬜ Metalle
⬜ Nichtmetalle
▨ Elemente mit metallischen und nichtmetallischen Eigenschaften

ihrem lateinischen oder griechischen Namen ableitet, z. B.:
H   Hydrogenium   Wasserstoff
N   Nitrogenium   Stickstoff
O   Oxygenium   Sauerstoff
Fe Ferrum   Eisen
Elemente mit der gleichen Anzahl von Elektronen auf der Außenschale besitzen ähnliche Eigenschaften und sind untereinander aufgeführt. Sie sind deshalb in **Haupt- und Nebengruppen** eingeordnet. Die Gruppennummer gibt die Anzahl der Außenelektronen an.
Elemente mit der gleichen Anzahl von Elektronenschalen in der Atomhülle bilden eine **Periode** und sind waagerecht angeordnet. Die Periodennummer gibt die Anzahl der Schalen wieder.

3.1.3 Reinstoffe und Gemische

Reinstoffe

Durch chemische Reaktionen können sich **Elemente** oder Stoffe zu einem neuen Stoff verbinden. In dieser chemischen **Verbindung** bleiben die Eigenschaften der Ursprungselemente oder -stoffe nicht erhalten, sondern es entsteht ein vollkommen neuer Stoff mit anderen Eigenschaf-

Abb. 3.3:
Einteilung und
Zusammensetzung
der Stoffe

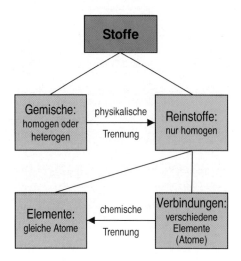

Es werden homogene (einheitliche; homois gr. — gleich; genos gr. — Art) und heterogene (uneinheitliche; heteros gr. — verschieden) Gemische unterschieden. Bei **homogenen Gemischen** sind die Bestandteile weder mit dem bloßen Auge noch mit Hilfe des Mikroskops erkennbar, z. B. Gasgemische wie Luft, Kochsalz in Wasser, Alkohol in Wasser. Bei **heterogenen Gemischen** lassen sich die Bestandteile mit dem bloßen Auge oder mit Hilfe des Mikroskops unterscheiden, z. B. Fett und Wasser in Milch, Blutzellen im Blut.

Lösungen sind Gemische aus zwei (oder mehreren) Stoffen, die aus einem Lösungsmittel und gelöstem Stoff bestehen. Nach der Teilchengröße des gelösten Stoffes unterscheidet man verschiedene Lösungsarten:

ten, in dem die Ursprungsstoffe in einem bestimmten Mengenverhältnis auftreten. Eine Trennung der chemischen Verbindung ist nur durch chemische Verfahren möglich.
Verbindungen und Elemente bezeichnet man auch als **Reinstoffe.**
Viele Elemente treten nicht allein auf, sondern immer als Zusammenschluß von mindestens zwei Elementen. Man spricht dann von einem **Molekül** (z. B. O_2, H_2, N_2).

Element	+	Element	→	Verbindung
Na	+	**Cl**	→	**NaCl**
Natrium		Chlor		Natriumchlorid
				(Kochsalz)

Echte Lösung: homogenes Gemisch; vollständige Vermischung von Stoffen untereinander, mit dem bloßen Auge oder dem Mikroskop sind weder Lösungsmittel noch gelöster Stoff zu unterscheiden, da die gelösten Moleküle sehr klein sind, z. B. Alkohol in Wasser, physiologische Kochsalzlösung, Zuckerlösung.

Kolloidale Lösung (kolla gr. — Leim): heterogenes Gemisch; vollständige Vermischung von Stoffen untereinander, allerdings erscheint die Lösung bei einem bestimmten Lichteinfall trüb, da es sich bei den gelösten Stoffen um sehr große Moleküle handelt, z. B. Eiweiß im Hühnereiklar.

Gemische

Im Gegensatz dazu entsteht ein Gemisch **(Gemenge)** durch physikalische Vorgänge, z. B. dem Mischen von zwei oder mehreren Reinstoffen. Da sich die Stoffe nicht miteinander verbinden, bleiben ihre Eigenschaften erhalten. Auch können die beteiligten Stoffe in einem beliebigen Mengenverhältnis vorliegen. Die Trennung eines Gemisches ist durch physikalische Verfahren möglich.

Emulsion (emulgere lat. — ausmelken): heterogenes Gemisch; feine tröpfchenförmige Verteilung von einer Flüssigkeit in einer anderen Flüssigkeit, die Lösung sieht milchig trüb aus, z. B. Fett in Wasser in der Milch.

Suspension (suspendere lat. — schweben): heterogenes Gemisch; feine Verteilung von einem festen Stoff in einer Flüssigkeit, die Lösung sieht trübe aus, z. B. Sand in Wasser im Lehm, Blutzellen im Blut, Blutzellen etc. im Harn.

Reinstoff	+	Reinstoff	→	Gemisch
NaCl	+	**H₂O**	→	**wässrige**
				NaCl-Lösung
Kochsalz		Wasser		

3.1.4 Löslichkeit und Konzentration

In einigen Lösungen lassen sich Lösungsmittel und gelöster Stoff unbegrenzt miteinander mischen, z. B. Alkohol in Wasser.

Bei Lösungen aus festen Stoffen in flüssigen Lösungsmitteln können nur begrenzte Mengen **(Konzentrationen)** dieser Stoffe gelöst werden. Diese Grenze wird als **Löslichkeit** eines Stoffes in einem Lösungsmittel bezeichnet. Wird die Löslichkeit überschritten, so fallen die Stoffe aus.

Konzentration	— Menge des gelösten Stoffes in einer bestimmten Menge Lösungsmittel
Löslichkeit	— Maximal mögliche Konzentration eines gelösten Stoffes in einem Lösungsmittel

Jeder Stoff hat in jedem Lösungsmittel eine andere Löslichkeit, die von der Temperatur und bei Gasen zusätzlich vom Druck abhängig ist.

Je nach Konzentration einer Lösung im Verhältnis zu ihrer Löslichkeit unterscheidet man verschiedene **Sättigungsgrade** einer Lösung:

unge-sättigte Lösung	— Konzentration < Löslichkeit gelöste Menge liegt unter der Löslichkeit
ge-sättigte Lösung	— Konzentration = Löslichkeit gelöste Menge entspricht der Löslichkeit
über-sättigte Lösung	— Konzentration > Löslichkeit Löslichkeit ist erreicht, überschüssiger Stoff fällt aus

Die Konzentration wird in unterschiedlichen Maßeinheiten angegeben, je nach Lösungsmittel und gelöstem Stoff:

Massenprozent = Massenanteil in %
z. B.: in einer 5%igen Lösung befinden sich 5 g des gelösten Stoffes in 100 g der Lösung

Volumenprozent = Volumenanteil in %
z. B.: in einer 5%igen Lösung befinden sich 5 ml des gelösten Stoffes in 100 ml Lösung

Atommasse = Masse eines Atoms in u
u = atomare Masseneinheit
= 1/12 der Masse eines ^{12}C-Atoms
= $1{,}660531 \cdot 10^{-27}$ kg
Masse von ^{12}C = 12 u
z. B.: Na 22,99 u; Cl 35,45 u

Molekülmasse = Summe aller Atommassen eines Moleküls in u
z. B.: NaCl 58,44 u

molare Masse = Molmasse eines Stoffes in g/mol
1 Mol ≙ Molekülmasse in g

Molarität = molare Konzentration Anzahl der Mol eines Stoffes in 1 l Lösung in mol/l
z. B.: 1 l 1molare NaCl-Lösung enthält 1 Mol NaCl (= 58,44 g)

Molalität = molare Konzentration Anzahl der Mol eines Stoffes in 1 kg einer Lösung in mol/kg

3.1.5 Diffusion und Osmose

Diffusion

Gibt man zwei ineinander lösbare Stoffe unterschiedlicher Konzentration zusammen, so findet nach einiger Zeit ein Konzentrationsausgleich durch Diffusion (diffundere lat. — ausbreiten, zerstreuen) statt: Die Antriebskraft dieses Ausgleiches ist die Eigenbewegung der Moleküle, die zur Stelle der niedrigeren Konzentration wandern (Abb. 3.4).

Der Vorgang der Diffusion findet ständig im Körper in den Flüssigkeitsräumen statt, z. B. in Zwischenzellräumen und in Hohlorganen (z. B. Gallenblase).

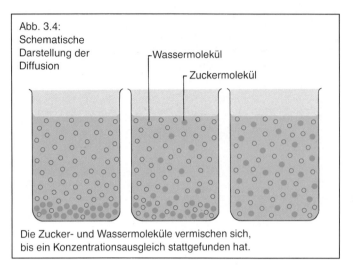

Abb. 3.4:
Schematische
Darstellung der
Diffusion

Wassermolekül

Zuckermolekül

Die Zucker- und Wassermoleküle vermischen sich,
bis ein Konzentrationsausgleich stattgefunden hat.

lat. — halb; permeare lat. — hindurchge-
hen) Membran, z. B. die Zellmembran.
Befinden sich innerhalb und außerhalb
einer Zelle Lösungen unterschiedlicher
Konzentration, so findet ebenfalls aufgrund des Konzentrationsgefälles und der
Eigenbewegung der Moleküle ein Konzentrationsausgleich statt. In diesem Fall
wird ein Konzentrationsausgleich ange-
strebt, indem das Lösungsmittel, z. B.
Wasser, in den höher konzentrierten
Raum einströmt und einen Verdünnungs-
effekt bewirkt. Dieser Raum nimmt an
Volumen zu (z. B. Zelle). Dabei entsteht
ein Druck auf die Zellmembran, der als
osmotischer Druck bezeichnet wird.
Die gelösten Moleküle können meistens
die Membran nicht passieren, da sie zu
groß sind (z. B. Eiweiß, Glukose).

> Diffusion — Konzentrationsausgleich
> zwischen zwei Stoffen
> in Richtung der
> niedrigeren Konzentration

> Osmose — Konzentrationsausgleich
> zwischen zwei Stoffen
> durch eine semi-
> permeable Membran in
> Richtung der höheren
> Konzentration

Osmose

Ein weiterer ständig ablaufender Vorgang
im Körper ist die Osmose (osmos gr. —
Stoß, Antrieb): Hierbei handelt es sich um
eine Diffusion durch eine **feinporige (se-
mipermeable** = halbdurchlässige; semi

Im Labor kann man die Osmose beobach-
ten, wenn entnommenes Blut fehlerhaft
behandelt wird:

Hämolyse der Erythrozyten: In die Erythrozyten strömt zuviel Wasser ein,
wodurch sie platzen. Ursache ist meist die
Verwendung einer zu niedrig konzentrierten Lösung, sie ist **hypoton** (hypo gr. —
Vorsilbe: unter, unterhalb; tonos gr. —
Spannung). Das Wasser strömt in die
Erythrozyten ein, um einen Konzentrationsausgleich zu erzielen.

Stechapfelform der Erythrozyten: Aus
den Erythrozyten strömt zuviel Wasser
aus, wodurch sie die typische Stechapfelform erhalten. In diesem Fall ist die angewandte Lösung zu hoch konzentriert, sie
ist **hyperton** (hyper gr. — Vorsilbe: über,
oberhalb). Das Wasser strömt aus den
Erythrozyten aus, um einen Konzentrationsausgleich zu erzielen.

Abb. 3.5:
Schematische
Darstellung der
Osmose

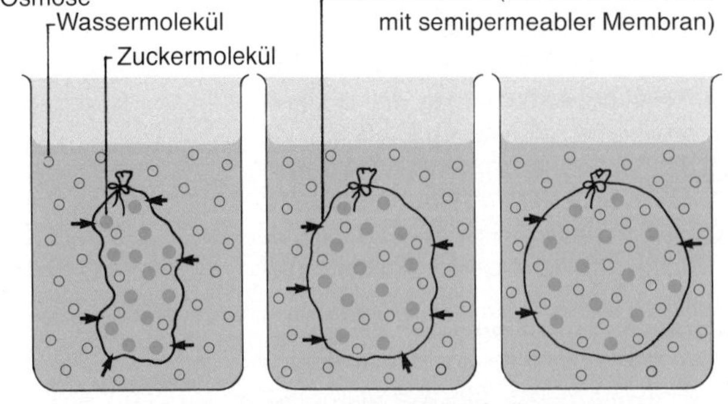

Schweineblase (als künstliche Zelle
mit semipermeabler Membran)

Wassermolekül

Zuckermolekül

Die Wassermoleküle können aufgrund ihrer Größe die semi-
permeable Membran passieren, die Zuckermoleküle jedoch nicht.

Bei der Behandlung des Blutes, z. B. Verdünnung, müssen die Lösungen **isoton** (iso gr. — gleich) sein, sie müssen die gleiche Konzentration wie die Körperflüssigkeit haben (z. B. physiologische Kochsalzlösung).

3.1.6 Trennung von Gemischen

Verbindungen lassen sich nur durch chemische Reaktionen wieder in ihre Elemente zerlegen. Gemische lassen sich hingegen durch **physikalische Trennverfahren** in ihre Bestandteile zerlegen.

Sedimentieren (fest/flüssig): Aufgrund unterschiedlicher Dichte und Gewicht setzen sich feste Teilchen nach einiger Zeit am Boden des Lösungsmittels ab (z. B. bei Blut).

Dekantieren (fest/flüssig): Nach dem Sedimentieren kann der flüssige Überstand abgegossen werden, so daß man Lösungsmittel und feste Teilchen getrennt erhält (z. B. bei Blut, Harn).

Zentrifugieren (fest/flüssig): Der Vorgang des Sedimentierens kann mit Hilfe einer Zentrifuge beschleunigt werden (siehe 4.4.3) (z. B. bei Blut, Harn).

Filtrieren (fest/flüssig): Mit Hilfe eines Filters, der eine bestimmte Porengröße hat, können Stoffe im Filter zurückgehalten werden, die den Filter nicht passieren können (z. B. Reagenzienlösungen).

Destillieren (flüssig/flüssig): Bei einem Gemisch von Flüssigkeiten mit unterschiedlichen Siedepunkten wird das Gemisch erhitzt: Die Stoffe entweichen, wenn ihre spezifischen Siedepunkte erreicht sind und können dann getrennt aufgefangen werden (z. B. bei A. dest.).

Elektrophorese (flüssig/flüssig): Stoffe mit ungleichen elektrischen Ladungen werden durch elektrischen Strom getrennt (z. B. bei Trennung der Plasmaproteine).

3.2 Chemische Reaktionen

Stoffumwandlungen sind chemische Vorgänge, die in der Chemie als Reaktionen bezeichnet werden. Ausgangsstoffe und Endprodukte einer Reaktion haben immer unterschiedliche Eigenschaften.
Chemische Reaktionen werden durch Reaktionsgleichungen dargestellt:
— die linke Seite enthält die Ausgangsstoffe
— die rechte Seite enthält die Endprodukte.
Beispiel:

$$2 \, H_2 \quad + \quad O_2 \quad \rightarrow \quad 2 \, H_2O$$
Wasserstoff   Sauerstoff   Wasser

Ursachen für chemische Reaktionen

Bei chemischen Reaktionen vereinigen sich die Atome der beteiligten Stoffe zu Atomgruppen (Ausnahme: Edelgase). Diese Vereinigung läuft bei allen Hauptgruppenelementen zwischen den Elektronen der äußersten Elektronenschale ab.
Zu den Bindungen kommt es durch das Bestreben der Elemente, einen möglichst stabilen Zustand zu erreichen. Ein stabiler Zustand liegt bei den Edelgasen vor, die 8 Außenelektronen besitzen und daher keine Neigung zeigen sich zu verbinden.
Die Außenschalen der meisten Elemente sind jedoch unvollständig mit Elektronen besetzt (1—7). **Alle Elemente streben die stabile Elektronenanordnung der Edelgase (Edelgaskonfiguration) an,** indem sie sich mit anderen Atomen verbinden. Je nachdem wie dies erreicht wird, unterscheidet man verschiedene Arten der chemischen Bindung.

3.2.1 Chemische Bindungen

Ionenbindung

Um eine stabile Außenschale mit 8 Elektronen zu erhalten, besteht die Möglichkeit der wechselseitigen Aufnahme oder Abgabe von Elektronen zwischen den Bindungspartnern.

Beispiel:
Chlor besitzt auf der Außenschale 7 Elektronen, Natrium besitzt nur 1 Außenelektron. Beide Atome können in den stabilsten Zustand übergehen, indem das Natrium sein Elektron an das Chlor abgibt: Nun haben beide Atome auf ihrer Außenschale 8 Elektronen.

Na + Cl → Na$^+$Cl$^-$
Natrium Chlor Natriumchlorid (Kochsalz)

Ionen- bindung	— wechselseitige Aufnahme von Elektronen zwischen den Bindungspartnern

Bei beiden Atomen stimmt jetzt jedoch nicht mehr die Anzahl der negativ geladenen Teilchen mit den positiv geladenen Teilchen überein — es sind **Ionen** entstanden:
Natrium ist ein positiv geladenes Ion
Na$^+$: 10 Elektronen + 11 Protonen
Chlor ist ein negativ geladenes Ion
Cl$^-$: 18 Elektronen + 17 Protonen

Atome, die Elektronen abgeben, werden positive Ionen (X$^+$). Atome, die Elektronen aufnehmen, werden negative Ionen (X$^-$).

Atombindung

Um eine stabile Außenschale mit 8 Elektronen zu erhalten, besteht als weitere Möglichkeit, ein bzw. mehrere Elektronenpaare gemeinsam zwischen den Bindungspartnern zu nutzen. Dies ist u. a. bei den gasförmigen Nichtmetallen der Fall, die immer als zweiatomige Moleküle auftreten.

Beispiel:
Chlor fehlt mit seinen 7 Außenelektronen 1 Elektron zum Erreichen des stabilen Zustandes. Aus jeweils einem Elektron der beiden Chloratome wird ein Paar gebildet, das beiden Chloratomen gleichzeitig angehört. Jedes Chloratom ist nun von einer

vollständig besetzten Außenschale umgeben.

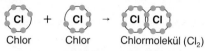

Cl + Cl → Cl Cl
Chlor Chlor Chlormolekül (Cl$_2$)

Atom- bindung	— gemeinsame Nutzung von Elektronenpaaren zwischen den Bindungspartnern

Die Atombindung wird auch als **Elektronenpaarbindung** bezeichnet.
Es können auch mehr gemeinsame Elektronenpaare genutzt werden, dann spricht man z. B. von Doppel- oder Dreifachbindungen.

Wertigkeit

Die Atome der Elemente verbinden sich in bestimmten Zahlenverhältnissen miteinander. Wie viele Atome zu einem Molekül oder zu einer Verbindung zu kombinieren möglich sind, hängt von der Wertigkeit der beteiligten Elemente ab.
Die Wertigkeit eines Elementes hängt von der Anzahl der Elektronen ab, die es auf der Außenschale besitzt und wird bestimmt, indem man prüft, wie viele Wasserstoffatome ein Atom eines Elementes oder eine Atomgruppe binden oder ersetzen kann.
Beispiele:
Sauerstoff O   Wertigkeit II   H$_2$O
Kohlenstoff C   Wertigkeit IV   CH$_4$

3.2.2 Oxidation und Reduktion

Die Laboruntersuchungen mit Teststreifen beruhen auf dem Prinzip der Oxidation bzw. Reduktion: Ein positives Ergebnis macht sich durch einen Farbumschlag bemerkbar, der durch eine Oxidation bzw. Reduktion geschieht.

Oxidation

Die Vereinigung eines Elementes mit Sauerstoff, z. B. beim Verbrennen, wird Oxidation (vom Namen Oxygenium für

Sauerstoff) genannt. Dabei wird ein bestimmter Stoff oxidiert. Doch Stoffe können nicht nur mit elementarem O_2 oxidiert werden, sondern auch mit O_2-reichen Verbindungen, die leicht Sauerstoff abgeben und als **Oxidationsmittel** bezeichnet werden.

Unter Oxidation versteht man auch den Entzug von Wasserstoff.

> Oxidation — Aufnahme von Sauerstoff
> Entzug von Wasserstoff
>
> Oxidationsmittel gibt Sauerstoff ab

Reduktion

Die Reduktion (reducere lat. zurückführen) ist die Umkehrung der Oxidation: aus einer Verbindung wird Sauerstoff entzogen. Ein bestimmter Stoff wird reduziert. Dies geschieht mit **Reduktionsmitteln,** Stoffen, die leicht Sauerstoff binden. Unter Reduktion versteht man auch die Zuführung von Wasserstoff.

> Reduktion — Abgabe von Sauerstoff
> Aufnahme von
> Wasserstoff
>
> Reduktionsmittel nimmt Sauerstoff auf

Oxidation und Reduktion laufen immer gleichzeitig nebeneinander ab, man spricht von **Redoxreaktionen:**

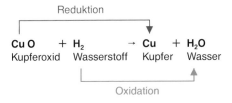

$$CuO + H_2 \rightarrow Cu + H_2O$$

Kupferoxid — Wasserstoff — Kupfer — Wasser

Bei einer genaueren Betrachtung beider Vorgänge stellt man Veränderungen in den Elektronenhüllen der Elemente fest:

> Oxidation — Abgabe von Elektronen
> Reduktion — Aufnahme von Elektronen

$$CuO + H_2 \rightarrow Cu + H_2O$$

Reduktion: $Cu^{2+}O^{2-} \rightarrow Cu + \frac{1}{2}O_2$
(Kupfer nimmt e^- auf)

Oxidation: $H_2 + \frac{1}{2}O_2 \rightarrow H_2^+O^{2-}$
(Wasserstoff gibt e^- ab)

Da eine Elektronenaufnahme und -abgabe auch bei Reaktionen ohne Anwesenheit von Sauerstoff stattfindet, sind auch die Definitionen von Oxidations- und Reduktionsmittel zu erweitern:

Es wird der Stoff, der oxidiert wird, als Reduktionsmittel bezeichnet, und der Stoff, der reduziert wird, als Oxidationsmittel. Die Bezeichnung beruht auf der Wirkung, die z. B. das Oxidationsmittel hat: es oxidiert den anderen Stoff, wird selbst dabei jedoch reduziert. Das Reduktionsmittel reduziert den anderen Stoff, wird selbst hingegen oxidiert.

> Oxidationsmittel nimmt Elektronen auf
> Reduktionsmittel gibt Elektronen ab

3.3 Säuren, Basen, Salze

3.3.1 Grundlagen

Dissoziation

Verbindungen, die auf einer Ionenbindung beruhen, liegen im festen Zustand als Ionengitter vor. Beim Erwärmen dieser Stoffe oder auch in wäßriger Lösung nimmt die Beweglichkeit der Gitterbausteine immer mehr zu, bis letztendlich das Gitter aufgelöst wird. Die Ionen sind dann mehr oder weniger frei beweglich in der Schmelze oder Lösung. Dieser Zerfall von Stoffen in elektrisch positiv und negativ geladene Ionen wird als **elektrolytische Dissoziation** (dissociatio lat. — Trennung) und die Stoffe selbst als **Elektrolyte** bezeichnet. Die Elektrolyte lassen sich in Säuren, Basen und Salze unterteilen.

$$Na^+Cl^- \xrightarrow{\text{Wasser}} Na^+ + Cl^-$$

Kochsalz — Na- und Cl-Ionen

Entsprechende Lösungen oder Schmelzen leiten elektrischen Strom.

Legt man an eine Lösung elektrische Spannung an, so setzen sich die Ionen in Bewegung:

Die positive Elektrode **(Anode)** zieht die negativen Ionen **(Anionen)** an.

Die negative Elektrode **(Kathode)** zieht die positiven Ionen **(Kationen)** an.

Dadurch übernehmen die wandernden Ionen den Stromtransport.

Nicht jedes gelöste Molekül zerfällt in Ionen. In einer Lösung pendelt sich ein Gleichgewicht zwischen dissoziierten und undissoziierten Molekülen ein. Das Ausmaß der Dissoziation nennt man **Dissoziationsgrad.**

pH-Wert

In einem sehr geringen Maße unterliegt auch Wasser (H_2O) der elektrolytischen Dissoziation:

$$H_2O \rightleftarrows OH^- + H^+$$

In einem Liter Wasser sind bei 22 °C 10^{-7} Moleküle in Ionen dissoziiert, es enthält demzufolge

10^{-7} mol H^+-Ionen und
10^{-7} mol OH^--Ionen.

Das Produkt aus beiden Ionenkonzentrationen ist für alle wäßrigen Lösungen bei bestimmter Temperatur immer konstant:

$$(H^+) \cdot (OH^-) = \text{konstant}$$

Für Wasser gilt bei 22 °C:

$$(10^{-7} \text{ mol } H^+/l) \cdot (10^{-7} \text{ mol } OH^-/l)$$
$$= 10^{-14} \text{ mol/l}$$

Ionenprodukt des Wassers $= 10^{-14}$

Nimmt die Konzentration an H^+-Ionen zu, so nimmt die Konzentration an OH^--Ionen in gleichem Maße ab, da das Produkt aus beiden immer gleich ist. Deshalb genügt es, eine Konzentration zu bestimmen, und die andere danach zu berechnen.

Man mißt die H^+-Ionenkonzentration und gibt sie mit der Größe **pH-Wert** an.

pH-Wert = negativer Zehnerlogarithmus der Wasserstoffionenkonzentration = $-\lg c_{H^+}$

Der pH-Bereich geht von 0–14.

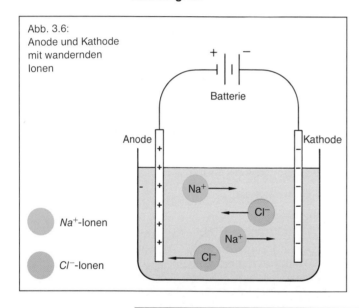

Abb. 3.6:
Anode und Kathode mit wandernden Ionen

Batterie

Anode

Kathode

Na^+

Cl^-

Na^+

Cl^-

Na^+-Ionen

Cl^--Ionen

pH < 7	pH = 7	pH > 7
H^+-Konzentration ist höher als die OH^--Konzentration	H^+-Konzentration ist gleich der OH^--Konzentration	H^+-Konzentration ist niedriger als die OH^--Konzentration
saure Lösung	**neutrale** Lösung	**basische (alkalische)** Lösung

```
0   1   2   3   4   5   6   7   8   9   10  11  12  13  14
|   |   |   |   |   |   |   |   |   |   |   |   |   |   |
```

pH-Skala

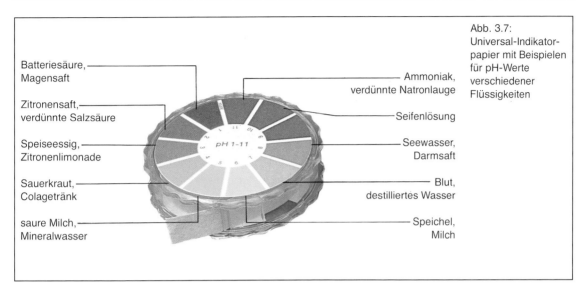

Batteriesäure,
Magensaft

Zitronensaft,
verdünnte Salzsäure

Speiseessig,
Zitronenlimonade

Sauerkraut,
Colagetränk

saure Milch,
Mineralwasser

pH 1-11

Ammoniak,
verdünnte Natronlauge

Seifenlösung

Seewasser,
Darmsaft

Blut,
destilliertes Wasser

Speichel,
Milch

Abb. 3.7:
Universal-Indikator-
papier mit Beispielen
für pH-Werte
verschiedener
Flüssigkeiten

Indikatoren

Mit Hilfe von Indikatoren (indicare lat. – anzeigen) kann nun der pH-Wert einer Lösung bestimmt werden. Die Indikatoren verändern in bestimmten pH-Bereichen ihre Farbe, was auf einer chemischen Strukturveränderung des Indikators durch vorhandene H^+-Ionen oder OH^--Ionen beruht.
Bekannte einfache Farbindikatoren sind Lackmus, Methylrot, Phenolphthalein.

Farbumschlag verschiedener Indikatoren

	Säure	Wasser	Base
Lackmus	rot	violett	blau
Methylrot	rot	orange	gelb
Phenolphthalein	farblos	farblos	rot

Während die einfachen Farbindikatoren nur breite Meßbereiche angeben (sauer, neutral, alkalisch), zeichnen sich die Universalindikatoren durch eine relativ hohe Meßgenauigkeit aus: Der pH-Wert kann mit Hilfe einer Farbvergleichsskala auf 1,0 pH-Einheiten genau bestimmt werden (Abb. 3.7).
Die genauesten Ergebnisse liefert die Bestimmung mit dem pH-Meter: Hierbei wird die elektrische Spannung einer Lösung gemessen.

3.3.2 Säuren

Säuren sind **Wasserstoffverbindungen,** die sich gut in Wasser lösen. In wäßriger Lösung zerfallen die Säuren in **positive H-Ionen** und **negative Säurerestionen** (Dissoziation).
Beispiel:

HCl	→	**H⁺**	+	**Cl⁻**
Salzsäure		Wasserstoffion		Chlorion

Die H^+-Ionen bewirken die typischen Eigenschaften der Säuren:
Säuren wirken ätzend, leiten den elektrischen Strom und lösen unedle Metalle unter Einwirkung von Wasserstoffgas.
Die Stärke einer Säure richtet sich nach dem Ausmaß der Dissoziation: Starke Säuren zerfallen fast vollständig in Ionen, schwache dissoziieren nur teilweise.

> Der pH-Wert der Säuren ist kleiner als 7.
> Mit dem Indikator Lackmus färben sich Säuren rot.

Beispiele:
HCl	Salzsäure
H_2SO_4	Schwefelsäure
H_2SO_3	Schweflige Säure
H_2CO_3	Kohlensäure
H_3PO_4	Phosphorsäure

3.3.3 Basen

Basen sind **Hydroxidverbindungen** aus Metallen, deren charakteristischer Bestandteil die **Hydroxid-Gruppe (OH-Gruppe)** ist. In wäßriger Lösung zerfallen (dissoziieren) Basen in **positive Metallionen** und **negative OH-Ionen**. Die wäßrige Lösung bezeichnet man als **Lauge.**

Beispiel:

NaOH	$\rightarrow$	**Na$^+$**	+	**OH$^-$**
Natronlauge		Natriumion		OH-Ion

Die OH-Ionen bewirken die charakteristischen Eigenschaften der Laugen:
Sie fühlen sich schmierig und seifig an, wirken ätzend und leiten den elektrischen Strom.
Wie bei den Säuren ist die Stärke einer Base abhängig vom Dissoziationsgrad.

> Der pH-Wert der Basen ist größer als 7.
> Mit dem Indikator Lackmus färben sich Basen blau.

Beispiele:

NaOH	Natronlauge
KOH	Kalilauge
Ca(OH)$_2$	Calciumhydroxid
NH$_4$OH	Ammoniumhydroxid

3.3.4 Salze

Ein Salz ist das Reaktionsprodukt aus einer Säure und einer Base (Lauge). Die Reaktion wird als **Neutralisation** bezeichnet, da sich die basischen und sauren Eigenschaften gegenseitig aufheben.

Beispiel:

NaOH	+	**HCl**	$\rightarrow$	**NaCl**	+	**H$_2$O**
Natron-lauge		Salz-säure		Natrium-chlorid		Wasser

Salze bestehen aus einem Metall und einem Säurerest. In einem festen Salz bilden die Ionen ein regelmäßiges **Ionengitter.** In wäßriger Lösung dissoziieren Salze in **positive Metallionen** und **negative Säurerestionen.**

Beispiel:

NaCl	$\rightarrow$	**Na$^+$**	+	**Cl$^-$**

3.3.5 Puffer

Ein Puffer ist eine chemische Verbindung, die überschüssige negative oder positive Ionen (je nach Pufferart) auffangen kann, indem sie diese chemisch bindet.
Dadurch wird eine mögliche Übersäuerung oder Alkalisierung einer Flüssigkeit vermieden. Puffer haben eine große physiologische Bedeutung. Im Blut sorgen sie für einen konstanten pH-Wert, um Schädigungen an den Zellen und im Stoffwechsel zu vermeiden.

Aufgaben:
1. Erklären Sie die Begriffe „Analyse" und „Synthese"!
2. Nennen Sie die Unterschiede zwischen einem Reinstoff und einem Gemisch und geben Sie je zwei Beispiele an!
3. Nennen Sie die Unterschiede zwischen homogenen und heterogenen Gemischen und geben Sie Beispiele an!
4. Welche vier verschiedenen Lösungsarten kennen Sie und worin bestehen die Unterschiede?
5. Was ist eine ungesättigte, gesättigte, übersättigte Lösung?
6. Was versteht man unter „Diffusion" und wo kommt der Vorgang vor?
7. Erklären Sie die Hämolyse und Stechapfelform der Erythrozyten anhand der Osmose!
8. Nennen Sie zwei physikalische Trennverfahren, die im Labor häufiger angewandt werden!
9. Was versteht man unter „Dissoziation"?
10. Was sind Elektrolyte? Nennen Sie Beispiele!
11. Welche Bedeutung hat der pH-Wert?
12. Welchen pH-Wert hat eine neutrale, saure, alkalische Lösung? Nennen Sie Beispiele!
13. Was ist ein Indikator?
14. Was sind Säuren, Basen, Salze?

4 Laborgeräte und Apparaturen

4.1 Laborgefäße und Hilfsgeräte

In jedem Labor werden verschiedene Aufbewahrungsgefäße für Probenmaterial oder Testsubstanzen benötigt.

Reagenzgläser werden aus Glas oder Kunststoff hergestellt und sind in verschiedenen Größen erhältlich. Glasröhrchen sind im Gegensatz zu Kunststoffröhrchen wiederverwendbar. Hitzebeständige Röhrchen sind gekennzeichnet (Aufschrift Jenaer Glas auf dem Gefäß oder der Verpackung).

Reagenzglasgestelle dienen dem sicheren und stabilen Aufstellen von Reagenzgläsern und sind in verschiedenen Größen und aus Metall oder Kunststoff erhältlich.

Reagenzglashalter sind eine Sicherheitsvorrichtung zum Festhalten von Reagenzgläsern und werden beim Erhitzen verwendet.

Zentrifugenröhrchen (Sedimentröhrchen) unterscheiden sich meist durch ihre unten spitz zulaufende Form von den normalen Reagenzgläsern. Sie werden ebenfalls aus Glas oder Kunststoff hergestellt und dienen dem Zentrifugieren von Blut oder Harn.

Bechergläser sind in verschiedenen Größen aus Glas oder Kunststoff evtl. mit Volumeneinteilung erhältlich.

Erlenmeyerkolben werden aus Glas oder Kunststoff in verschiedenen Größen gefertigt und sind mit weitem oder engem Hals und evtl. einer Volumeneinteilung erhältlich. Sie dienen zum Mischen von Lösungen durch Schwenken.

Der Inhalt aller Gefäße kann mit Hilfe einer hochelastischen und flüssigkeitsundurchlässigen **Plastikfolie** (Verschlußfolie) vor Verdunstung und Verunreinigung sowie Auslaufen geschützt werden.

Flaschen dienen dem Aufbewahren von Flüssigkeiten und festen Substanzen und sind in unterschiedlichen Ausführungen erhältlich. Säuren werden bevorzugt in Glasflaschen aufbewahrt, lichtempfindliche Substanzen in dunklen Glasflaschen.
Einige Substanzen, die häufig verwendet werden, z. B. A. dest. bewahrt man aufgrund der praktischen Handhabung in Spritzflaschen aus Kunststoff auf.

Petrischalen sind flache, runde Schalen mit Deckel, die aus Glas oder Kunststoff hergestellt werden. Sie werden ebenfalls zur Aufbewahrung geringer Substanzmengen eingesetzt. Hauptsächlich finden sie Anwendung in der Mikrobiologie zur Anzucht von Mikroorganismen. Weiterhin werden sie zur Herstellung einer feuchten Kammer eingesetzt (siehe 7.3.7).

Als **Küvetten** werden im Labor zwei unterschiedliche Gefäße bezeichnet:
- Rechteckige oder runde Glasgefäße in unterschiedlichen Größen, die dem Aufbewahren von Substanzen dienen und häufig zur Durchführung von Färbungen (z. B. Blutausstrich) verwendet werden.
- **Photometerküvetten** sind aus Glas oder Kunststoff und dienen dem Messen von bestimmten Substanzen im Photometer (siehe 4.4.2).

Die Küvetten sind meist rechteckig und besitzen zwei geschliffene Seiten, die sich direkt gegenüberliegen. Die anderen Seiten sind matt.
Die Küvetten haben eine genau definierte Größe, d. h. ihre **Schichtdicke** (Abstand zwischen den geschliffenen Seiten) beträgt entweder 0,5, 1 oder 2 cm.
Glasküvetten können wiederverwendet werden, müssen dann jedoch gut gereinigt sein, da Verschmutzungen das Ergebnis der Untersuchung beeinträchtigen. Im Labor setzen sich deshalb verstärkt Einmalküvetten durch.
Bestimmte Photometer benötigen Rundküvetten.

Kunststoffgefäße (Einmalartikel) werden nach dem Verwenden verworfen, wodurch das Spülen entfällt. Sie werden in steigendem Umfang im Labor eingesetzt.

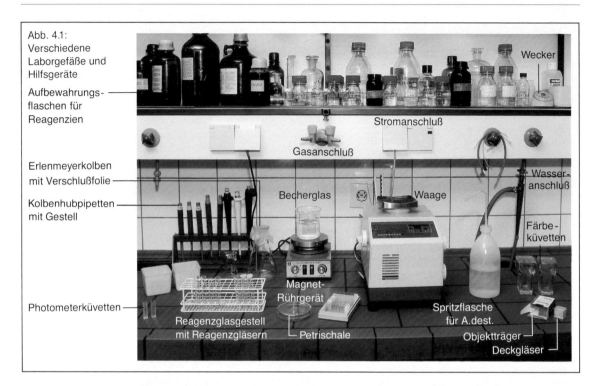

Abb. 4.1:
Verschiedene Laborgefäße und Hilfsgeräte

Aufbewahrungsflaschen für Reagenzien

Erlenmeyerkolben mit Verschlußfolie

Kolbenhubpipetten mit Gestell

Photometerküvetten

Wecker

Stromanschluß

Gasanschluß

Becherglas

Waage

Wasseranschluß

Färbeküvetten

Magnet-Rührgerät

Reagenzglasgestell mit Reagenzgläsern

Petrischale

Spritzflasche für A.dest.

Objektträger

Deckgläser

Objektträger (Glas) dienen dem Herstellen z. B. von Blutausstrichen und anderen Präparaten.

Deckgläser dienen zum Abdecken der Präparate auf dem Objektträger (Kunststoff, Glas). Geschliffene Deckgläser werden zur Verwendung der Zählkammer eingesetzt (siehe 4.3).

Blockschälchen benötigt man zur Durchführung von Untersuchungen, für die geringe Substanzmengen verwendet werden (Zählen der Blutzellen in der Zählkammer).

Reinigung der Gefäße

Die wiederverwendbaren Gefäße müssen gründlich und rückstandsfrei gereinigt werden, da sonst bei nachfolgenden Untersuchungen falsche Ergebnisse auftreten können.
Folgende Maßnahmen zur gründlichen Reinigung sowie zum Schutz der eigenen Person sind zu beachten:

– Es müssen Handschuhe getragen werden.
– Giftige Untersuchungssubstanzen sowie infektiöses Material sind gesondert zu entsorgen.
– Entfernen der Beschriftung von den Gefäßen mit Azeton.
– Vorspülen und Einweichen der Gefäße.
– Gründliches Spülen der Gefäße in der Spülmaschine oder mit der Hand. Verwenden einer Reagenzglasbürste bei den Reagenzgläsern.
– Reichliches Nachspülen der Gefäße mit Wasser (3—4mal) und A. dest. oder A. dem. (1—2mal).
– Trocknen der Gefäße im Trockenschrank oder auf einem Wandabtropfgestell.
– Als Reinigungsmittel nur handelsübliche Detergenzien (detergere lat. — reinigen) verwenden, die in konzentrierter pulvriger oder flüssiger Form zu beziehen sind. Für den Gebrauch muß eine Lösung entsprechend den Herstellerangaben hergestellt werden.

– Gefäße, die mit infektiösem Material in Berührung gekommen sind, müssen desinfiziert werden (Sterilisator oder Autoklav).
Bei einer geringen Menge an Gefäßen können diese auch in eine Desinfektionsmittellösung gelegt werden.

4.2 Volumenmeßgeräte

Zum Abmessen genauer Flüssigkeitsmengen können verschiedene Meßgeräte eingesetzt werden. Entscheidend ist, daß die Geräte genaue Angaben über die maximale Volumenmenge, evtl. Graduierungen und sonstige Kriterien zur Meßgenauigkeit enthalten.

4.2.1 Grundlagen zum genauen Abmessen

Auf den Geräten ist eine **Temperatur** angegeben, bei der die Flüssigkeitsmenge genau abgemessen werden kann (siehe Abb. 4.4). Da Flüssigkeiten bei unterschiedlichen Temperaturen verschiedene Volumen einnehmen, ist diese Angabe von großer Wichtigkeit.
Beim Abmessen von Flüssigkeiten ist die Meniskuseinstellung von großer Bedeutung.
Beim Einfüllen von Flüssigkeiten bildet sich ein sogenannter **Meniskus:** Die Flüssigkeit steht am Rande des Gefäßes höher als in der Mitte. Ursache hierfür ist die Oberflächenspannung des Wassers sowie die Adhäsionskräfte, die an der Wand wirken.

> Bei der genauen Abmessung einer Flüssigkeitsmenge wird der untere Meniskus abgelesen: Der untere Rand des Meniskus soll die Oberkante der Volumengraduierung gerade berühren.

Auf den Meßgeräten befindet sich die Angabe „IN" bzw. „EX" (siehe Abb. 4.4):
Die Angabe **„IN"** bedeutet **Einguß** und besagt, daß das Meßgerät nach Füllung mit der abzumessenden Flüssigkeit genau die auf dem Gerät angegebene Flüs-

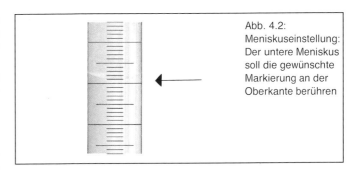

Abb. 4.2:
Meniskuseinstellung:
Der untere Meniskus soll die gewünschte Markierung an der Oberkante berühren

sigkeitsmenge enthält. Durch Ablaufen der Flüssigkeit z. B. aus dem Kolben oder der Pipette kann die abgemessene Menge nicht vollständig entleert werden, da ein bestimmter Restteil der Flüssigkeit immer noch an der Gefäßinnenwand haftet. Die vollständige Entleerung wird nur durch mehrmaliges Ausspülen des Gerätes mit einer Verdünnungslösung erreicht (z. B. Meßkolben, Kapillarpipette).
Die Angabe **„EX"** bedeutet **Ablauf oder Ausguß** und besagt, daß beim Ablaufen der Flüssigkeit aus dem Meßgerät genau die abgemessene Menge abgegeben wird. Der Restteil der Flüssigkeit, der an der Gefäßinnenwand und evtl. Spitze (bei Pipetten) haftet, ist bei der Eichung des Gerätes bereits vom Hersteller berücksichtigt worden: Das Gerät enthält immer etwas mehr als die angegebene Menge.

4.2.2 Großvolumige Meßgeräte

Bechergläser und **Erlenmeyerkolben** sind Aufbewahrungsgefäße und können auch als Meßgeräte verwendet werden, falls eine Meßeinteilung vorhanden ist. Diese Abmessungen ergeben jedoch nur Näherungswerte.

Meßkolben sind aus Glas oder Kunststoff in verschiedenen Größen zu beziehen und dienen der genauen Abmessung einer bestimmten Flüssigkeitsmenge, z. B. 100 ml oder 250 ml. Sie besitzen nur eine Eichmarke am Hals. Zum Verschluß ist ein Stopfen vorhanden. Meßkolben werden meist zum Auflösen von Substanzen in bestimmten Konzentrationen verwendet.

Meßzylinder aus Glas oder Kunststoff gibt es ebenfalls in verschiedenen Größen. Sie besitzen eine Meßskala und dienen dem Abmessen beliebiger Flüssigkeitsmengen.
Zur Reinigung dieser Geräte siehe unter Kapitel 4.1.

4.2.3 Kleinvolumige Meßgeräte (Pipetten)

Kleine Flüssigkeitsmengen werden mit Hilfe von Pipetten, die über eine hohe Meßgenauigkeit verfügen, exakt abgemessen. **Eine Pipette ist ein Glasröhrchen, das ein genau definiertes Fassungsvermögen hat.** Mit einer Pipettierhilfe wird Flüssigkeit in der Pipette bis zur gewünschten Markierung aufgezogen und anschließend in das benötigte Gefäß entleert.

Hinsichtlich der Größe können die Pipetten wie folgt eingeteilt werden:
- Makropipetten (Volumen größer als 1 ml)
- Mikroliterpipetten (Volumen kleiner als 1 ml) oder Kapillarpipetten.

Diese Gruppen können bezüglich der Handhabung noch weiter unterschieden werden:

- IN-Pipetten (Mikroliterpipetten bis 200 µl)
- EX-Pipetten (Voll- und Meßpipetten, Mikroliterpipetten ab 200 µl)
- Blow out-Pipetten (Voll- und Meßpipetten).

Makropipetten

Meßpipetten besitzen eine durchgehende Graduierung und dienen zum Abmessen beliebiger Flüssigkeitsmengen (EX).

Vollpipetten mit einer bauchartigen Verdickung dienen zum Abmessen einer genau definierten Flüssigkeitsmenge (EX).

Ausblaspipetten sind Pipetten mit der Aufschrift „Blow out" oder „Ausblasen" die besagt, daß nach dem Ablaufen der Flüssigkeitsrest in der Pipettenspitze kurz ausgeblasen werden muß (Blow out).

Blutsenkungspipetten besitzen eine durchgehende Graduierung mit einer mm-Angabe. Sie werden nur zur Durchführung der Blutkörperchensenkungsgeschwindigkeit verwendet.

Mikroliterpipetten (IN)

Blutmischpipetten sind die Erythrozyten- und Leukozytenpipette und dienen dem Abmessen und Mischen genau definierter Flüssigkeitsmengen. Sie besitzen eine bauchartige Verdickung, in der die Substanzen gemischt werden.

Kapillarpipetten besitzen ein sehr dünnes Rohr als Maßraum, wobei dieser durch das Ende der Rohrspitze begrenzt wird. Die Flüssigkeit wird bis zur Eichmarke aufgezogen und durch Ausspülen quantitativ aus der Pipette entfernt.

Blutzuckerpipetten sind sehr lange Kapillarpipetten mit einem Fassungsvermögen von 100 µl.

Sahli-Pipetten sind Kapillarpipetten mit einem Fassungsvermögen von 20 µl. Sie werden zur Hämoglobinbestimmung verwendet.

Einmalkapillaren sind hauchdünne Glasröhrchen mit einem genau definierten Volumen in verschiedenen Größen für den Einmalgebrauch.

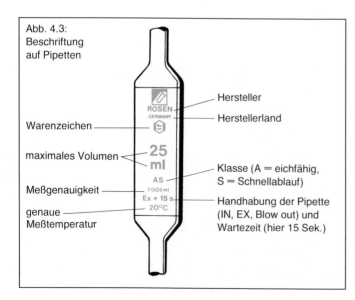

Abb. 4.3: Beschriftung auf Pipetten

Warenzeichen

maximales Volumen

Meßgenauigkeit

genaue Meßtemperatur

Hersteller

Herstellerland

ROSEN
GERMANY

25
ml

AS
±0,03 ml
Ex + 15 s
20°C

Klasse (A = eichfähig, S = Schnellablauf)

Handhabung der Pipette (IN, EX, Blow out) und Wartezeit (hier 15 Sek.)

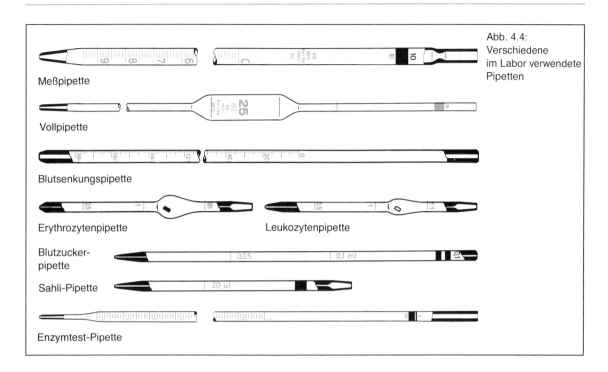

Abb. 4.4:
Verschiedene
im Labor verwendete
Pipetten

Meßpipette

Vollpipette

Blutsenkungspipette

Erythrozytenpipette

Leukozytenpipette

Blutzucker-
pipette

Sahli-Pipette

Enzymtest-Pipette

Kolbenhubpipetten

Zur vereinfachten Handhabung beim Pipettieren wurden die sogenannten Kolbenhubpipetten entwickelt. Sie besitzen wegwerfbare Spitzen, wodurch der aufwendige Reinigungsprozeß entfällt. Weiterhin werden sie auch als Sicherheitspipetten bezeichnet, da keine Pipettierhilfen benötigt werden und ein genau definiertes Volumen einstellbar ist, das jeweils aufgezogen wird.

Arbeitsweise der Kolbenhubpipetten:
Ein Kolben wird in einem Zylinder durch Daumendruck bis zum 1. Anschlag nach unten geführt. Gleichzeitig wird die Pipettenspitze in die Flüssigkeit getaucht. Beim Nachlassen des Daumendruckes wird der Kolben durch eine Federspannung wieder angehoben und die entsprechende Menge Flüssigkeit aufgezogen. Durch erneuten Druck auf den Kolben bis zum 2. Anschlag wird die Flüssigkeitsmenge entleert. Die Pipette muß während des Arbeitens senkrecht gehalten werden.

Nach dem gleichen Prinzip arbeiten **Dosierhelfer (Dispenser, Dilutor),** die auf eine Reagenzienflasche aufsetzbar sind, wodurch das Pipettieren entfällt.

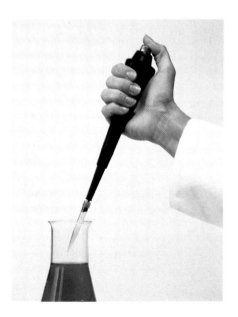

Abb. 4.5:
Kolbenhubpipette

Abb. 4.6:
Dosierhelfer
(Dilutor)

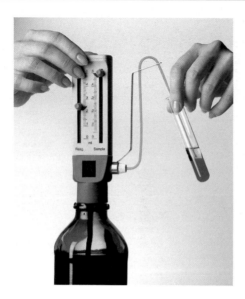

Pipettierhilfen

Zur Sicherheit und Vereinfachung der Handhabung wurden Pipettierhilfen entwickelt:
— Peleusball
— Mikropipettierhelfer, die nach dem Kolbenhubprinzip arbeiten.

Pipettierregeln

— Pipettieren mit dem Mund ist verboten.
— Bei der Verwendung wird immer die kleinstmögliche Pipette gewählt, da hier die größtmögliche Meßgenauigkeit gegeben ist.
— Nur trockene Pipetten verwenden!
— Die Handhabung ist genau zu beachten (siehe Aufschrift: IN, EX, Blow out).
— Beim Abmessen ist eine genaue Meniskuseinstellung vorzunehmen.
— Beim Aufziehen der Substanz dürfen keine Luftblasen in die Pipette gelangen, da dann die Meßgenauigkeit nicht mehr gegeben ist.
— Nach dem Abmessen der Substanz ist die Pipettenspitze von überflüssigem Material zu reinigen.
— Nach dem Aufziehen kann die Flüssigkeitsmenge in der Pipette durch Absaugen mit Filterpapier korrigiert werden.
— Die Makropipetten müssen beim Pipettieren senkrecht gehalten werden.
— Beim Ablaufen der Flüssigkeit ist darauf zu achten, daß kein Tropfen an der Wand des Auffanggefäßes hängenbleibt. Nach dem Ablaufen sollte bei den Ex-Pipetten 5—10 Sek. abgewartet werden, da in dieser Nachlaufzeit noch Flüssigkeit auslaufen kann.
— Bei Kolbenhubpipetten bzw. Dosiergeräten (Dispenser und Dilutor) muß in regelmäßigen Abständen die dosierte Menge überprüft werden.

Abb. 4.7:
Handhabung des
Peleusballs:

Drücken von Ventil R: Im Ball wird Vakuum erzeugt.

Eintauchen der Pipette in die abzunehmende Flüssigkeit.

Drücken von Ventil A: Flüssigkeit wird in die Pipette hochgezogen.

Pipette in Auffanggefäß halten.

Drücken von Ventil M: Durch Luftzufuhr wird die Flüssigkeit aus der Pipette entleert.

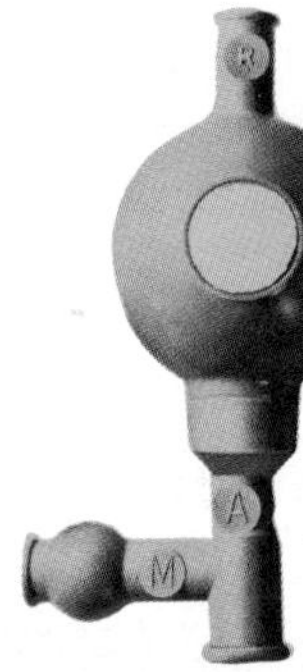

Abb. 4.8:
Mikropipettierhelfer mit
Einmalmikropipette

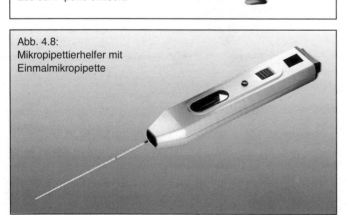

Reinigung der Pipetten

- Sofort nach Verwendung reinigen.
- Einweichen in Reinigungslösung in einem Standzylinder für kurze oder längere Zeit (je nach Verschmutzung).
- Reinigung erfolgt in spezieller Pipettenspülanlage oder mit der Wasserstrahlpumpe.
- Pipetten müssen dreimal mit Wasser und einmal mit A. dest. oder A. dem. nachgespült werden.
- Trocknen der Pipetten im Trockner bei 80°–110°C und Sterilisieren bei 180°C für die Blutentnahme.

Grundsätzlich gelten die gleichen Regeln wie bei der Reinigung von Glasgefäßen (siehe 4.1).

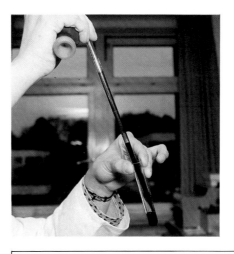

Abb. 4.9:
Richtige Handhabung einer Pipette beim Ablaufen der Flüssigkeit

Aufgaben:
1. Was ist ein „Meniskus"?
2. Welche Bedeutung hat der Meniskus beim Abmessen?
3. Welche Aufschrift ist auf einer Pipette zu finden und welche Bedeutung hat sie?
4. Was bedeutet „IN" und „EX"?
5. Nennen Sie die Pipettierregeln!

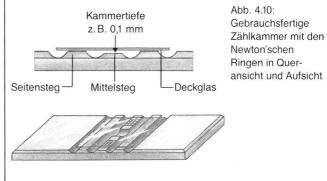

Kammertiefe z. B. 0,1 mm

Seitensteg — Mittelsteg — Deckglas

Abb. 4.10:
Gebrauchsfertige Zählkammer mit den Newton'schen Ringen in Queransicht und Aufsicht

4.3 Zählkammern

Zählkammern dienen der mengenmäßigen Erfassung von Blutzellen. Es sind geschliffene, dicke Glasplatten, deren Oberflächen rinnenartige Vertiefungen (4 Längsrillen und 1 Querrille) besitzen. Dadurch bilden sich 3 Stege, von denen der Mittelsteg etwas niedriger als die Seitenstege ist. Auf diesem Steg sind 2 Zählnetze eingraviert.
Die eigentliche „Zählkammer" entsteht erst durch das Aufsetzen eines geschliffenen Deckglases auf die beiden Seitenstege: zwischen dem Deckglas und dem Mittelsteg entsteht ein Hohlraum mit definiertem Volumen.
Es gibt verschiedene Zählkammertypen, die sich in der Struktur der eingravierten Zählnetze und der Kammertiefe unterscheiden (siehe Abb. 4.11).

Vorbereiten der Zählkammer:

Zum Herstellen der eigentlichen Zählkammer werden die beiden Seitenstege leicht befeuchtet. Anschließend wird ein geschliffenes Deckglas auf die Seitenstege über die Zählnetze geschoben. Das Deckglas liegt dann richtig auf, wenn auf den Kontaktflächen zwischen Seitenstegen und Deckglas die **Newton'schen Ringe** sichtbar sind.

Aufgaben:
1. Was ist eine Zählkammer?
2. Wie wird die eigentliche „Zählkammer" hergestellt?
3. Nennen Sie drei Untersuchungen, für die eine Zählkammer benötigt wird!

Abb. 4.11:
Zählkammertypen:
a) Thoma-Zählkammer
(Thoma alt)
16 Gruppenquadrate (0,2 mm
Seitenlänge)
mit je 16 Kleinquadraten
Gesamtfläche des Netzes:
1 mm²
Kammertiefe: 0,1 mm
Kammervolumen: 0,1 mm³
Anwendung: Erythrozyten- und
Leukozytenzählung im Blut

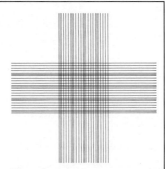

Thomakreuz

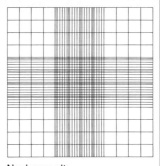

Neubauer alt

b) Neubauer-Zählkammer
9 Großquadrate mit
je 16 gleichgroßen Quadraten,
das mittlere mit Thomanetzein-
teilung bei Neubauer alt
(Fläche Großquadrat 1 mm²)
Gesamtfläche des Netzes:
9 mm²
Kammertiefe: 0,1 mm
Kammervolumen: 0,9 mm³
Anwendung: Erythrozyten- und
Leukozytenzählung im Blut

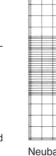

Neubauer improved

c) Fuchs-Rosenthal-
Zählkammer
16 Gruppenquadrate mit je
16 Kleinquadraten
Gesamtfläche des Netzes:
16 mm²
Kammertiefe: 0,2 mm
Kammervolumen: 3,2 mm³
Anwendung: Blutzellenzählung
in Liquor und Harn

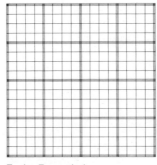

Fuchs-Rosenthal

4.4 Technische Arbeitsgeräte

4.4.1 Mikroskop

Das Mikroskop (mikros gr. − klein, skopia gr. − sehen) dient der Vergrößerung von sehr kleinen Gegenständen, die mit bloßem Auge schlecht oder überhaupt nicht sichtbar sind. Die Funktion des Mikroskops beruht auf der Aneinanderreihung mehrerer Linsensysteme durch die eine Vergrößerung des kleinen Gegenstandes erreicht wird.

Physikalische Grundlagen

Licht besteht aus vielen Strahlen, die von einer Lichtquelle ausgehen. Trifft nun ein Lichtstrahl auf eine glatte, undurchsichtige Fläche, so wird der Lichtstrahl zurückgeworfen bzw. **reflektiert** (reflexio lat. − Zurückbeugung). Dabei ist der Einfallswinkel des Lichtes gleich dem Ausfallswinkel. Trifft ein Lichtstrahl durch einen mehr oder weniger durchsichtigen Körper, z. B. eine Glasplatte oder Wasser, so wird er hindurchgeleitet und **gebrochen**, d. h. seine ursprüngliche Richtung verändert. Die Stärke der Brechung hängt ab von dem Einfallswinkel des Lichtstrahls sowie der Dichte des Mediums, welches er durchdringt (Abb. 4.12a).

Linsen sind durchsichtige Körper, die von einer oder zwei Kugelflächen begrenzt sind. Je nach Art der Kugelfläche werden konvexe und konkave Linsen unterschieden. Die **konvexen** Linsen werden als **Sammellinsen** bezeichnet, die **konkaven** Linsen als **Zerstreuungslinsen.**

Treffen parallele Lichtstrahlen auf die Sammellinse, so werden sie gebrochen und abgelenkt. Die abgelenkten Lichtstrahlen treffen (sammeln) sich hinter der Linse alle in einem Punkt, dem **Brennpunkt** (focus lat. − Brennpunkt), danach breiten sie sich wieder aus. Die Strecke zwischen der Mittelachse der Linse und dem Brennpunkt bezeichnet man als **Brennweite** der Linse (Abb. 4.12b).

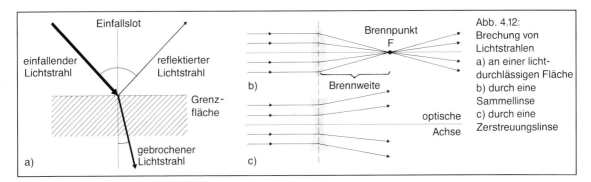

Abb. 4.12:
Brechung von
Lichtstrahlen
a) an einer licht-
durchlässigen Fläche
b) durch eine
Sammellinse
c) durch eine
Zerstreuungslinse

Bildentstehung im Auge:
Die Größe, mit der wir einen Gegenstand sehen, ist vom **Sehwinkel** abhängig. Je größer der Sehwinkel ist, desto größer ist das Bild des Gegenstandes, welches wahrgenommen wird (Abb. 4.13).

Funktion einer Lupe:
Für das Vergrößern von Gegenständen sind die Sammellinsen von Bedeutung.
Eine Lupe besteht aus einer Sammellinse. An allen Stellen innerhalb der Brennweite werden Bilder durch die Lupe vergrößert. Es entsteht ein aufrechtes, vergrößertes, **virtuelles** (lat. – scheinbar) Bild, das mit dem Auge wahrgenommen wird. Die Lupe bewirkt eine Sehwinkelvergrößerung (Abb. 4.13).

Aufbau und Funktion des Mikroskops

Das Mikroskop besteht aus zwei Sammellinsen, wodurch in zwei Stufen eine zweifache Vergrößerung stattfindet.
Von dem von unten durch die Lampe und Kondensor durchstrahlten Präparat wird durch das Mikroskopobjektiv zunächst ein vergrößertes umgekehrtes, **reelles** (lat. – wirklich) Bild im Tubus erzeugt (1. Vergrößerung). Dieses Bild wird durch das Okular als Lupe betrachtet (2. Vergrößerung) (Abb. 4.14).

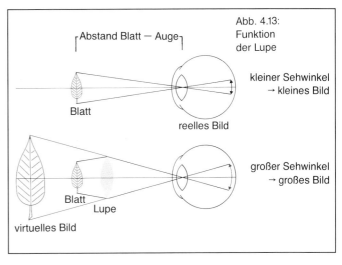

Abb. 4.13:
Funktion
der Lupe

kleiner Sehwinkel
→ kleines Bild

großer Sehwinkel
→ großes Bild

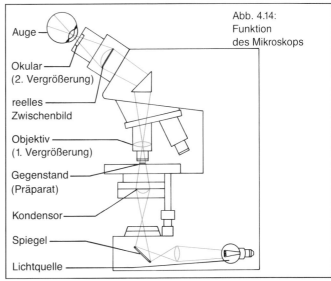

Abb. 4.14:
Funktion
des Mikroskops

Vergrößerung im Mikroskop:
Gesamtvergrößerung =
Objektiv-   Okular-
vergrößerung x vergrößerung

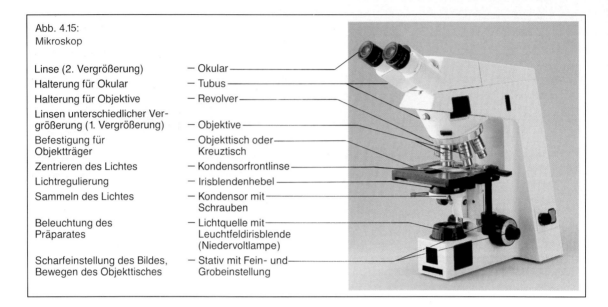

Abb. 4.15:
Mikroskop

Linse (2. Vergrößerung)	— Okular
Halterung für Okular	— Tubus
Halterung für Objektive	— Revolver
Linsen unterschiedlicher Vergrößerung (1. Vergrößerung)	— Objektive
Befestigung für Objektträger	— Objekttisch oder Kreuztisch
Zentrieren des Lichtes	— Kondensorfrontlinse
Lichtregulierung	— Irisblendenhebel
Sammeln des Lichtes	— Kondensor mit Schrauben
Beleuchtung des Präparates	— Lichtquelle mit Leuchtfeldirisblende (Niedervoltlampe)
Scharfeinstellung des Bildes, Bewegen des Objekttisches	— Stativ mit Fein- und Grobeinstellung

Arbeitsschritte beim Mikroskopieren

- Entspannte Haltung beim Mikroskopieren einnehmen, auf den richtigen Abstand vom Auge zum Okular achten sowie auf den richtigen Augenabstand beim Binokular
- Auswahl des Okulars (herausnehmbar)
- Auswahl des Objektives (drehen am Revolver, herausschrauben aus Revolver)
- Objektive einrasten lassen, nur dann ist ein gutes Bild zu erzielen
- Einschalten des Lichtes
- Kondensor nach oben drehen, Frontlinse in den Strahlengang einklappen, Blende ganz öffnen
- Stellung des Kondensors überprüfen und **Zentrieren** des Lichtes: mit Hilfe der Schrauben den Lichtstrahl direkt in die Mitte des Bildes richten, da nur dann das Präparat gut und regelmäßig ausgeleuchtet ist (siehe Herstelleranleitung)
- Objektträger auf Objekttisch legen
- Präparate nur bei größtem Abstand zwischen Objekttisch und Objektiv (kleinstes Objektiv) auf den Tisch legen oder entfernen
- Suchen des Objektes mit der kleinsten Vergrößerung (= Lupe) und Scharfstellen des Präparates (Grobtrieb)
- Einstellen des gewünschten Bildausschnittes
- Auswahl der gewünschten Objektivvergrößerung
- Scharfstellen des Bildes (Feintrieb)
- Anwenden der **Ölimmersion:**
  Bei größtem Abstand (s.o.) Immersionsöl auf die Stelle des Präparates geben, die betrachtet werden soll. Eintauchen des 100er Objektives in das Öl, nie ein anderes Objektiv! Suchen des Bildes mit dem Feintrieb. Nach Beendigung des Mikroskopierens das 100er Objektiv sofort von dem Öl reinigen (faserfreies Tuch, evtl. etwas Xylol oder Alkohol).
- **Beleuchtung** des Präparates:
  Die erforderliche Helligkeit je nach Färbung des Präparates durch Bewegen des Kondensors und evtl. Schließen der Blende einstellen.

Pflege und Reinigung

- Einrichten eines festen Platzes
- Sofort nach Gebrauch mit Staub-schutzhülle abdecken
- Reinigen des Mikroskops:
  Staub mit weichem Pinsel oder faser-freiem Tuch entfernen.
  Fingerabdrücke mit angefeuchtetem Tuch (A. dest.) entfernen.

Aufgaben:
1. Beschreiben Sie Aufbau und Funk-tion des Mikroskops!
2. Wie berechnet sich die Vergröße-rung, die mit einem Mikroskop erzielt wird?
3. Beschreiben Sie den Arbeitsgang am Mikroskop beim Einstellen eines Präparates!
4. Wie wird die Ölimmersion ange-wandt?
5. Zu welchen Laboruntersuchungen wird das Mikroskop verwendet?

4.4.2 Photometer

Photometrie bedeutet „Lichtmessung", und das Photometer ist ein Meßgerät, mit dem man „Licht messen" kann.

Physikalische Grundlagen

Licht besteht aus vielen Strahlen oder Wellen, die von einer Lichtquelle ausge-sandt werden. Das für uns sichtbare, weiße Licht wird in einem Wellenlängen-bereich von 400–700 nm gemessen. Es besteht aus vielen **Spektralfarben**, die bei der Brechung eines weißen Licht-strahls durch ein Prisma sichtbar werden (polychromatisches Licht, Abb. 4.16).

Ein undurchsichtiger Körper absorbiert vom auftreffenden weißen Licht einen Teil der Spektralfarben. Die Farbe des restli-chen, reflektierten bzw. hindurchgelasse-nen Lichtes ist die Farbe, in der wir den Körper sehen (Abb. 4.17). Ein Körper ist nicht an sich farbig, sondern wir sehen ihn erst farbig, wenn er von einer Lichtquelle bestrahlt wird.

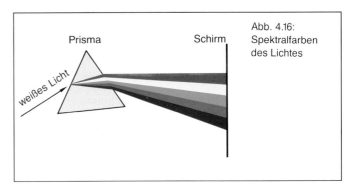

Abb. 4.16:
Spektralfarben des Lichtes

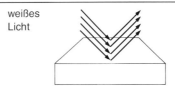

Alle Lichtstrahlen werden reflektiert, der Körper erscheint weiß.

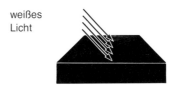

Alle Lichtstrahlen werden absorbiert, der Körper erscheint schwarz.

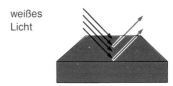

Ein Teil der Lichtstrahlen wird absorbiert, die roten Strahlen werden reflektiert. In dieser Farbe erscheint uns der Körper.

Abb. 4.17:
Absorption und Reflexion von Licht an Körpern und Entstehung der Farben

Prinzip der Photometrie

In der Photometrie wird die Konzentration eines gelösten Stoffes in einer Lösung er-mittelt. Dazu nutzt man die Eigenschaften eines jeden Stoffes, einige Lichtstrahlen aus dem Spektrum des sichtbaren Lich-tes zu absorbieren.

Trifft Licht durch eine Lösung, so wird ein Teil des Lichtes durch die Lösung gelassen **(Transmission)** und ein anderer Teil wird von dem gelösten Stoff zurückgehalten **(Absorption).**

Die Absorption des Lichtes ist um so stärker und die Transmission um so schwächer, je höher die Konzentration der gefärbten Lösung ist.

> Aus der Höhe der Lichtabsorption bzw. Lichttransmission kann die Konzentration des gelösten Stoffes abgeleitet werden.

Am Photometer wird die Transmission gemessen, von der dann auf die Absorption des Lichtes zurückgeschlossen wird. Deshalb wird häufig nur von der Absorption des Lichtes gesprochen.

Lambert-Beersches Gesetz

Zur Bestimmung eines Stoffes muß der Wellenlängenbereich, in dem dieser Stoff Licht absorbiert, bekannt sein. Zur Messung wird der gewünschte Wellenlängenbereich mit Hilfe eines Filters ausgewählt, wodurch sogenanntes **monochromatisches Licht** (Licht einer bestimmten Farbe bzw. Wellenlänge erzeugt wird).

Die Absorption von monochromatischem Licht durch eine bestimmte Lösung unterliegt einer Gesetzmäßigkeit.

Als Maß für die Absorption wird die **Extinktion** (extinguere lat. − auslöschen) eingeführt. Die Extinktion ist eine dimensionslose rechnerische Größe, die in logarithmischer Abhängigkeit zur Lichttransmission steht.

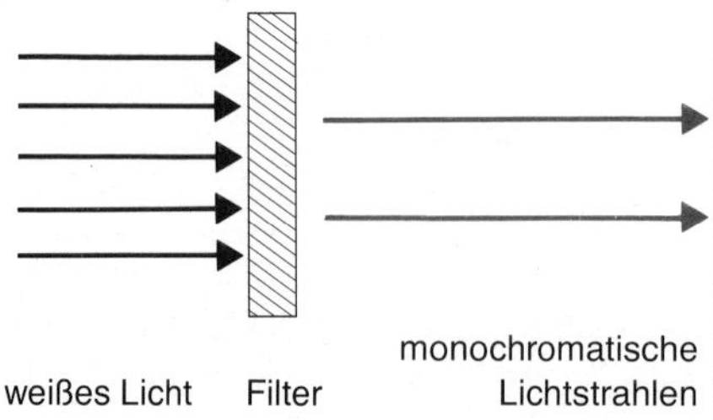

Die gemessene Extinktion ist abhängig von der **Konzentration des gelösten Stoffes** in einem nicht absorbierenden Lösungsmittel sowie dem **molaren Extinktionskoeffizienten.** Dieser stellt eine Konstante dar. Weiterhin ist die Extinktion abhängig von der **Schichtdicke der Küvette,** die zur Messung verwendet wird.

Lambert-Beersches Gesetz:

$$E = e \cdot c \cdot d$$

E = Extinktion (rechnerische Größe der Absorption)
e = molarer Extinktionskoeffizient (Maß der Lichtabsorption einer Substanz bei einer bestimmten Wellenlänge)
c = Konzentration der Lösung
d = Schichtdicke der Küvette

Berechnung der Konzentration einer Lösung:

$$c = \frac{E}{e \cdot d}$$

e und d sind für bestimmte Reaktionen bekannt, deshalb gilt:

$$F = \frac{1}{e \cdot d} = \text{konstanter Berechnungsfaktor}$$

Die vereinfachte Formel zur Berechnung der Konzentration einer Lösung lautet:

$$c = E \cdot F$$

(Die Konstante F wird vom Hersteller auf der Untersuchungsvorschrift angegeben.)

Aufbau und Funktion des Photometers

Diffuses Licht wird von einer Lichtquelle ausgesandt, durch Blende und Sammellinse gebündelt und auf den Filter geleitet. Im Filter wird Licht einer bestimmten Wellenlänge aus dem Spektrum des sichtbaren Lichtes herausgefiltert (und evtl. durch eine zusätzliche Blende weitergeleitet).

Abb. 4.18:
Wirkung eines Filters für monochromatisches Licht

weißes Licht   Filter   monochromatische Lichtstrahlen

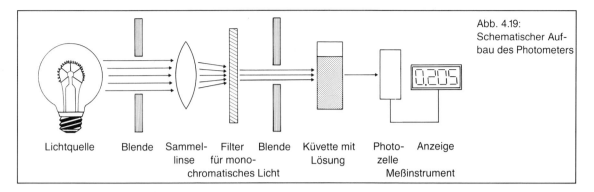

Abb. 4.19: Schematischer Aufbau des Photometers

Lichtquelle | Blende | Sammel-linse | Filter für mono-chromatisches Licht | Blende | Küvette mit Lösung | Photo-zelle | Anzeige Meßinstrument

Durchführung der Messung

- Einschalten des Photometers (Einbrennzeit z. B. der Quecksilberlampe beachten, 15 Min.).
- Wahl der gewünschten Wellenlänge (Filter einsetzen).
- Lösungen in Küvetten füllen.
Für jede Messung ist eine bestimmte Küvettendicke vorgeschrieben, die genau beachtet werden muß (Schichtdicke 1 cm, 0,5 cm oder 2 cm). Die Flächen der Küvetten sind geschliffen und dürfen nicht verschmutzt werden (Fingerabdrücke), sie dürfen nur an den matten Seiten angefaßt werden. (Vor Messung mit Baumwolltuch reinigen, da die Küvetten staubfrei sein müssen.)
- Messung der Probe: Zuerst muß das Photometer geeicht werden, bevor die Probe gemessen wird.
Lichtweg schließen und Leuchtanzeige auf E = ∞ einstellen.
Lichtweg öffnen und Leuchtanzeige auf E = 0 einstellen.
Küvette mit der geschliffenen Seite in den Strahlengang bringen und Extinktion der Probe ablesen.
Dieses Vorgehen gilt nur für Analogphotometer, nicht für das Digitalphotometer, bei dem die Eichung automatisch im Gerät erfolgt.

Das gefilterte monochromatische Licht trifft auf die Küvette mit der zu messenden Lösung.
Das Licht tritt durch die Küvette hindurch und trifft auf eine Photozelle, die die Abnahme des Lichtes vom Küvettendurchgang registriert und auf einer Skala die Extinktion anzeigt.

Berechnung des Ergebnisses:
Bei Verwendung von monochromatischem Licht ist das Lambert-Beersche Gesetz gültig. Berechnung nach der Formel:

$$c = E \cdot F$$

Es handelt sich hierbei um eine **Absolutmessung.**

Der Faktor ist der Herstelleranweisung zu entnehmen.

Häufig wird vom Hersteller eine Wertetabelle mitgeliefert, aus der die Konzentration bei der gemessenen Extinktion abgelesen werden kann.

Ist das Lambert-Beersche Gesetz nicht gültig, wird eine **Relativmessung** vorgenommen: Lösungen mit bekannter Konzentration (Standards) werden mitgemessen und über die Verhältnisrechnung (Dreisatz) wird das Ergebnis bestimmt:

$$C_P : E_P = C_{St} : E_{St}$$

$$C_P = \frac{C_{St} \cdot E_P}{E_{St}}$$

C = Konzentration
P = Probe
E = Extinktion
St = Standard

Fehlerquellen:

- Herstelleranweisung zur Behandlung der Probe sowie der Messungsdurchführung genau beachten
- Photometer rechtzeitig einschalten und einbrennen lassen
- falsche Filterwahl
- falsche Küvettendicke
- falsche Temperatur der Substanzen
- falsche Einstellung des Nullwertes
- falsche Bezugsmessung
- Zeitangabe bei Messungen beachten
- Berechnungsfehler
- falsche Aufbewahrung der Reagenzienlösung.

Photometertypen

Nach der Art der Lichtquelle und des Filters werden folgende Photometertypen unterschieden.

Filterphotometer:

Messung: im sichtbaren Bereich des Lichtes (400–700 nm).

Lichtquelle: Wolframlampe, hat ein gleichmäßiges Lichtspektrum.

Filter: erzeugen annähernd monochromatisches Licht.

Berechnung: Erstellen einer Bezugskurve mit Standardseren bekannter Konzentration, da das Lambert-Beersche-Gesetz nicht gilt.

Abb. 4.20:
Photometer

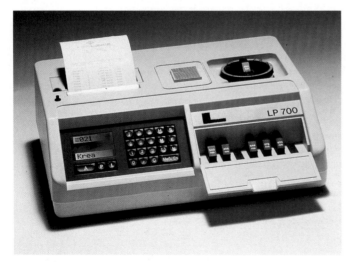

Spektrallinienphotometer:

Messung: in ganz bestimmten Wellenlängenbereichen, die durch bestimmte Lichtquellen erzeugt werden.

Lichtquelle: Dampfentladungslampe (Quecksilber- oder Cadmiumdampflampe); in einer Entladungsröhre werden Metalldämpfe ganz bestimmter Wellenlängen ausgesendet. In der Klinischen Chemie werden sehr häufig Quecksilberdampflampen verwendet, da bei vielen Untersuchungen Wellenlängen aus diesem Bereich vorgeschrieben sind (z. B. Hg 366, Hg 405).

Filter: Interferenzfilter, die monochromatisches Licht erzeugen.

Berechnung: nach dem Lambert-Beerschen Gesetz.

Spektralphotometer:

Messung: in keinem bestimmten Wellenlängenbereich.

Lichtquelle: Halogen- oder Wolframlampe mit kontinuierlichem Spektrum.

Filter: hier wird kein Filter, sondern ein Prisma oder Gitter verwendet, das das Licht zerlegt und eine Wellenlänge durch einen Spalt auf die Küvette leitet. Das Licht ist nicht ganz monochromatisch.

Berechnung: Erstellen einer Bezugskurve.

Flammenphotometer:

Mit Gas wird eine nicht-leuchtende Flamme mit bestimmter Temperatur erzeugt. In der Flamme wird die zu untersuchende Substanz zerstäubt (z. B. Plasma). Die in der Flamme vorhandenen Atome werden durch die Wärmeenergie in einen energiereichen Zustand versetzt, bei dem Elektronen auf weiter außen liegende Elektronenschalen übergehen. Beim Zurückkehren auf ihre ursprüngliche Bahn geben die Elektronen die aufgenommene Energie in Form von Licht ab (**Emission** lat. – Abgabe):

Die Farbe des Lichtes (Wellenlänge) ist charakteristisch für die verschiedenen Metalle.

Je mehr Atome eines Elementes in der Flamme vorhanden sind, um so intensiver ist die Farbe des Lichtes (Flammenfarbe). In einem Flammenphotometer wird die

Emission der Atome bzw. Moleküle in der Flamme zur quantitativen Bestimmung der Elemente benutzt. Die Messung erfolgt gegen einen Standard.

Reflexionsphotometer:
An Grenzflächen oder Kugeln werden Teilchen oder Wellen reflektiert. Dieses Prinzip liegt dem Reflexionsphotometer zugrunde: Es befindet sich eine **Ulbricht'sche Kugel** im Photometer, an der die Reflexion von Substanzen gemessen wird. Für die zu bestimmenden Substanzen ist die Standardlichtreflexion in Abhängigkeit von der Konzentration bekannt und im Photometer gespeichert.

Für dieses Photometer wurden spezielle Reagenzträger entwickelt, auf deren Meßfeld die zu untersuchende Substanz gegeben wird. Die Reagenzträger werden in das Gerät eingelegt. Nach Ablauf der Reaktionszeit wird die Reflexion gemessen und im Gerät direkt anhand der eingespeicherten Werte ausgewertet. Das Ergebnis erscheint auf der Digitalanzeige. Für jede Untersuchung gibt es einen besonderen Reagenzträger, der auf der Rückseite den Code für die Untersuchung enthält.

Die Untersuchungen am Reflexionsphotometer werden als **Trockenchemie** bezeichnet und sind inzwischen weit verbreitet in kleineren Labors. Der Vorteil liegt in der einfachen Handhabung, der Nachteil in den Kosten für Gerät und Reagenzträger.

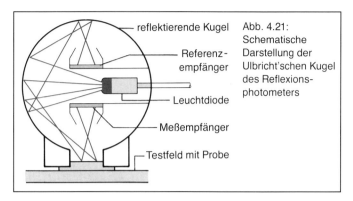

Abb. 4.21:
Schematische Darstellung der Ulbricht'schen Kugel des Reflexionsphotometers

- reflektierende Kugel
- Referenzempfänger
- Leuchtdiode
- Meßempfänger
- Testfeld mit Probe

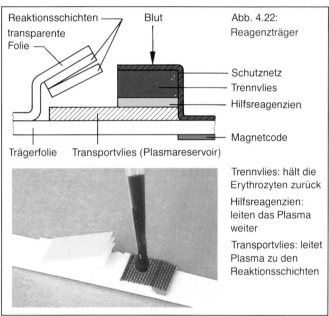

Abb. 4.22:
Reagenzträger

- Reaktionsschichten
- transparente Folie
- Blut
- Schutznetz
- Trennvlies
- Hilfsreagenzien
- Magnetcode
- Trägerfolie
- Transportvlies (Plasmareservoir)

Trennvlies: hält die Erythrozyten zurück

Hilfsreagenzien: leiten das Plasma weiter

Transportvlies: leitet Plasma zu den Reaktionsschichten

Aufgaben:
1. Beschreiben Sie Aufbau und Funktion des Photometers!
2. Auf welchem physikalischen Prinzip beruht die photometrische Messung?
3. Erklären Sie die Begriffe Absorption, Transmission und Extinktion!
4. Wie berechnen Sie die Konzentration eines Stoffes mit Hilfe des Lambert-Beerschen Gesetzes?
5. Für welche Untersuchungen im Labor wird das Photometer verwendet?

4.4.3 Zentrifuge

Aufbau einer Zentrifuge

Die Zentrifuge dient der Trennung von festen und flüssigen Bestandteilen in Untersuchungsmaterialien (z. B. Blut oder Harn). Sie besteht aus einem Zentrifugenkessel mit einem herausnehmbaren Sicherheitsrotor, der um eine Achse rotiert. In den Kessel werden Zentrifugenröhrchen oder Kapillaren mit Untersuchungsmaterial eingesetzt. Die Zentrifuge wird durch einen Elektromotor angetrieben.

Abb. 4.23:
Zentrifuge

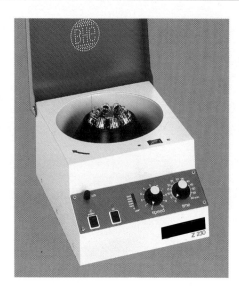

Der Kessel muß mit einem Deckel fest verschlossen werden und darf während der Zentrifugation nicht geöffnet werden. Die Einstellung der Umdrehungszahl erfolgt über den Minuten- oder Prozentschalter, je nach Zentrifugentyp.

Prinzip der Zentrifuge

Aufgrund der Erdanziehungskraft setzen sich in einer Flüssigkeit die schwereren Teilchen mit der Zeit am Boden ab, sie **sedimentieren.** Durch die Zentrifuge wird der Sedimentationsprozeß der Teilchen beschleunigt, da zur Erdanziehungskraft zusätzlich die Zentrifugalkraft oder Fliehkraft wirkt: Die Flüssigkeit (Harn, Blut) rotiert in Röhrchen um eine Achse. Die Bestandteile in der Flüssigkeit werden durch die Zentrifugalkraft in Abhängigkeit von ihrer Dichte nach außen getragen. Die festen Bestandteile werden am äußersten Rand bzw. unten im Reagenzglas abgelagert, darüber befindet sich die Flüssigkeit. Nach dem Zentrifugieren wird die überstehende Flüssigkeit abgegossen **(dekantiert)** und der Bodensatz (z. B. beim Harn) oder das Plasma (z. B. beim Blut) zur Untersuchung verwendet.

Regeln für das Zentrifugieren

— Die Zentrifuge muß immer austariert (gleichmäßig beladen) sein, d. h. immer 2 Röhrchen gegenüber mit der gleichen Flüssigkeitsmenge in die Zentrifuge einsetzen!
— Starten der Zentrifuge nach Herstelleranweisung (Minutenschalter, Prozentschalter).
— Die Vorschriften für das Einsetzen der Proben und Öffnen der Zentrifuge müssen immer genau beachtet werden (siehe Herstelleranweisung)!
— Falls Röhrchen in der Zentrifuge zerbrechen, ist bei der Reinigung und Desinfektion größte Vorsicht geboten (Verletzungsgefahr)!

Aufgaben:
1. Beschreiben Sie Aufbau und Funktion der Zentrifuge!
2. Was versteht man unter „Dekantieren"?
3. Für welche Laboruntersuchungen wird eine Zentrifuge benötigt?

Abb. 4.24:
Wirkung der Zentrifugalkräfte bei der Ausschwing- und Winkelkopfzentrifuge

in Ruhe

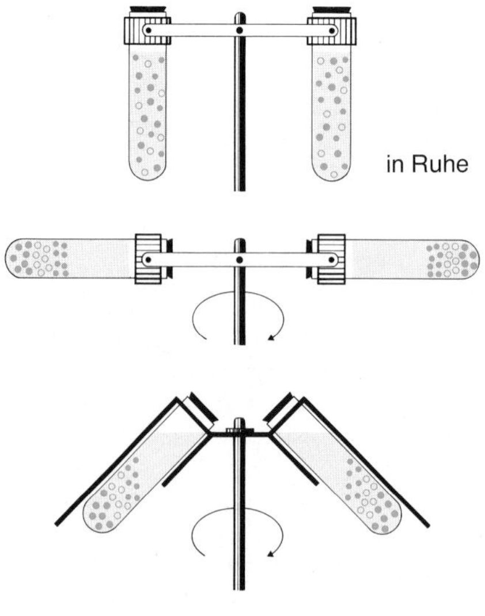

Ausschwingzentrifuge:
beim Zentrifugieren waagerechte Lage der Röhrchen

Winkelkopfzentrifuge:
beim Zentrifugieren schräge Lage der Röhrchen

4.4.4 Weitere technische Geräte

Der **Bunsenbrenner** (Gasbrenner) erzeugt eine offene und heiße Flamme zum Erwärmen oder Erhitzen von Substanzen sowie zum Ausglühen von Metallgeräten zur Desinfektion (z. B. Platinöse).
Die Flamme wird erzeugt durch das Verbrennen eines Luft-Gas-Gemisches. Als Gas wird Propan, Butan oder Erdgas verwendet. Beim Arbeiten mit der offenen Flamme muß größte Vorsicht geboten werden (siehe 2.2)

Die **Wasserstrahlpumpe** ist eine Saugpumpe aus Metall oder Kunststoff, die auf den Wasserhahn montiert wird. Durch die Fließgeschwindigkeit des Wassers wird ein Unterdruck in der Wasserstrahlpumpe erzeugt, der für Absaug- und Spülarbeiten (z. B. bei Pipetten) genutzt wird.

Die **Destillieranlage** dient der Gewinnung von Aqua destillata (A. dest.). Im Gerät wird Wasser verdampft und anschließend wieder verflüssigt, wodurch es von Verunreinigungen getrennt wird (siehe 3.1.6).

Der **Ionenaustauscher** dient der Herstellung von entmineralisiertem Wasser (Aqua demineralos = A. dem.). Im Gerät befinden sich Kunstharzkugeln, die im Wasser vorhandene Mineralsalze binden. Dadurch kann Leitungswasser teilweise oder vollständig von Salzen befreit werden. Das A. dem. ist jedoch nicht keimfrei.

Der **Trockenschrank** (Sterilisator) dient der Trocknung und Sterilisation von Laborgeräten bei einer trockenen Temperatur von 150—180 °C in 30—60 Minuten. In diesem Gerät können nur Metall-, Glas- und Porzellanwaren sterilisiert werden.

Der **Autoklav** (Dampfdrucksterilisator) dient der Sterilisation von Laborgeräten bei feuchter Hitze. Bei 120—130 °C, einem Druck von 1000 hPa (1 bar) wird in 20—30 Minuten die Sterilisation verschiedenster Laborgeräte (Glas, Kunststoff, Gummi) und Substanzen erreicht. Diese Methode ist schonender als die Sterilisation im Trockenschrank.

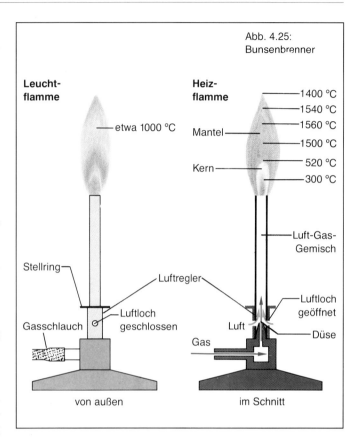

Abb. 4.25:
Bunsenbrenner

Leuchtflamme — etwa 1000 °C

Heizflamme — 1400 °C — 1540 °C — 1560 °C — 1500 °C — 520 °C — 300 °C

Mantel
Kern
Luft-Gas-Gemisch
Stellring
Luftregler
Luftloch geschlossen
Gasschlauch
Luftloch geöffnet
Luft
Gas
Düse

von außen

im Schnitt

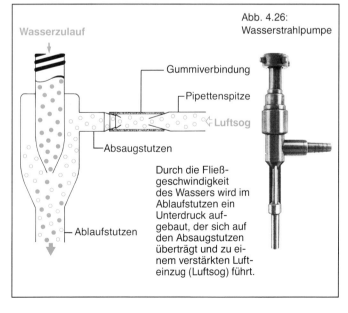

Abb. 4.26:
Wasserstrahlpumpe

Wasserzulauf
Gummiverbindung
Pipettenspitze
Luftsog
Absaugstutzen
Ablaufstutzen

Durch die Fließgeschwindigkeit des Wassers wird im Ablaufstutzen ein Unterdruck aufgebaut, der sich auf den Absaugstutzen überträgt und zu einem verstärkten Lufteinzug (Luftsog) führt.

5 Durchführung von Schnelltests

Zur Vereinfachung von Laboruntersuchungen wurden von der Industrie Teststreifen (Schnelldiagnostika) entwickelt. Diese Teststreifen sind heute sehr weit verbreitet, insbesondere für die Untersuchung von Harn. Auf schnelle und unkomplizierte Weise ermöglichen sie die Harnanalytik auf alle wesentlichen vorkommenden chemischen Substanzen, die für die Diagnose von Erkrankungen von Bedeutung sind. Teilweise sind auch schon Teststreifen für Blutuntersuchungen entwickelt worden.

Es muß jedoch beachtet werden, daß der Teststreifentest nie den Wert einer quantitativen chemischen Analyse ersetzen kann. Die Aussagen mit Hilfe des Teststreifens sind größtenteils nur qualitativ, teilweise auch semiquantitativ. Mit Hilfe der Reflexionsphotometer können Teststreifen in neuester Zeit quantitativ ausgewertet werden (siehe 4.4.2 und 7.5.2).

Bestandteile eines Teststreifens:
— Trägerfolie aus stabilem Plastik
— Saugpapier zur Aufnahme der überschüssigen Lösung
— Reagenzpapier mit chemischen Substanzen für die eigentliche chemische Reaktion
— Netz zum Schutz des Reaktionspapiers vor Verschmutzung und zur gleichmäßigen Benetzung des Reagenzpapiers.

Ein Teststreifen kann entweder nur ein Reaktionspapier (Einfachteststreifen) enthalten und dient damit der Aussage einer chemischen Reaktion (z. B. dem Nachweis von Glukose), oder er enthält mehrere Reaktionsfelder (z. B. Glukose, Ketonkörper, pH-Wert, etc.) und gibt Auskunft über mehrere chemische Reaktionen (Mehrfachteststreifen).

Handhabung des Teststreifens:
— Test genau nach Gebrauchsanweisung durchführen, unterschiedliche Reaktionszeiten beachten.
— Jeweils nur einen Teststreifen für die jeweilige Untersuchung entnehmen, Packung sofort wieder verschließen.
— Reaktionszone nicht berühren und Verunreinigungen vermeiden.
— Vor Gebrauch Veränderungen der Farbtöne in der Reaktionszone beachten. Sollte bereits eine Veränderung eingetreten sein, den Teststreifen verwerfen.
— Teststreifen vor Feuchtigkeit, Sonneneinstrahlung und Hitze schützen. Kühl und trocken aufbewahren, je nach Packungsvorschrift bei einer bestimmten Lagerungstemperatur.
— Verfallsdatum der Teststreifen beachten.

Durchführung der Untersuchung:
● Den Teststreifen für eine bestimmte auf der jeweiligen Packung vorgegebene Zeit (1—2 Sek.) in die zu untersuchende Flüssigkeit eintauchen.
● Die Seitenkante des Teststreifens am Rande des Gefäßes abstreifen, um ihn von überschüssiger Flüssigkeit zu befreien.
● Die angegebene Reaktionszeit beachten, und das Ergebnis dann ablesen.
● Farbvergleich bei guten Lichtverhältnissen vornehmen, dabei die Reaktionszonen dicht an den Rand der passenden Farbstufe halten. Hierbei ist darauf zu achten, daß das Teststäbchen beim Ablesen richtig gehalten wird (Abb. 5.2)!
● Die Ablesezeit ist jeweils auf der Packung vom Hersteller angegeben und muß eingehalten werden.

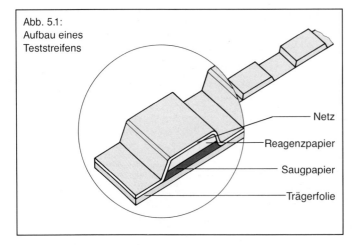

Abb. 5.1:
Aufbau eines
Teststreifens

Netz

Reagenzpapier

Saugpapier

Trägerfolie

Fehlerquellen:
Die meisten Fehler kommen durch falsche Handhabung zustande, wenn die genauen Anweisungen für das Durchführen und Ablesen nicht beachtet werden. Die Genauigkeit des Ablesens von Teststreifen wird durch einige Faktoren beeinträchtigt, wie z. B. individuelles Farbunterscheidungsvermögen, unterschiedliche Lichtverhältnisse am Arbeitsplatz, nachlassende Konzentration beim Ablesen.

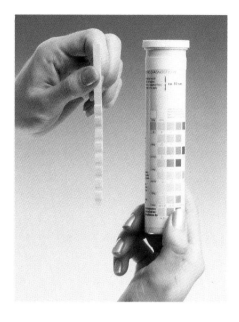

Abb. 5.2:
Ablesevorgang
am Teststreifen

Aufgaben:
1. Beschreiben Sie den Aufbau eines Teststreifens!
2. Schildern Sie die Durchführung einer Teststreifenuntersuchung!
3. Welche Untersuchungen in Ihrer Praxis werden mit dem Teststreifen durchgeführt?

6 Harnuntersuchungen

Der Harn (Urin) wird in den Nieren gebildet und dann über die Blase und ableitenden Harnwege ausgeschieden.

In der Nierenrinde befinden sich Nierenkörperchen (Nephrone), die aus dem Glomerulum mit der Bowmann'schen Kapsel und dem Tubulusapparat bestehen. Zum Teil liegt der Tubulusapparat in der Nierenrinde, geht dann über in das Nierenmark und endet im Nierenbecken, wo der fertige Harn gesammelt und in die Blase weitergeleitet wird.

Täglich durchfließen 1500 l Blut die Nierenkörperchen (Glomeruli), in denen durch Ultrafiltration dem Blut Wasser, organische und anorganische Bestandteile entzogen werden. Die Menge dieses Filtrats (Primärharn) beträgt täglich 150–200 l. Im Tubulusapparat werden aus dem Primärharn für den Körper wichtige Stoffe (99 %) rückresorbiert, z. B. Glukose, Aminosäuren, Elektrolyte (z. B. K^+, Na^+, Cl^-), Salze (Phosphate, Sulfate) und Wasser.

Rund 1 % des Primärharns, d. h. 1,5–2 l/ Tag, wird als Endharn ausgeschieden, der in konzentrierter Form die Ausscheidungs- und Fremdstoffe enthält.

Die wichtigen Aufgaben der Nieren sind somit
— die Ausscheidung von Stoffwechselendprodukten und Fremdstoffen aus dem Körper,
— die Regulierung des Wasser- und Elektrolythaushaltes.

Die Menge und Zusammensetzung des Harns ist abhängig von

— der Nahrungsaufnahme (z. B. Kochsalz),
— der Flüssigkeitsaufnahme,
— der Flüssigkeitsabgabe (Atmung, Schweiß, Stuhl),
— der Tageszeit

und unterliegt deshalb normalen Schwankungen.

Physiologische Bestandteile des Harns

organische Stoffe	Harnstoff (Eiweißstoffwechsel) Harnsäure (Nukleinsäurestoffwechsel) Kreatinin (Muskelstoffwechsel) in geringen Mengen die Farbstoffe Urochrom, Urobilinogen, Porphyrine (Hämoglobinstoffwechsel)
anorganische Stoffe	Kationen: Natrium (Na$^+$) Kalium (K$^+$) Calcium (Ca^{2+}) Magnesium (Mg$^+$) Ammonium (NH$_4^+$)
	Anionen: Chlorid (Cl$^-$) Sulfat (SO$_4^{2-}$) Phosphat (PO$_4^{3-}$) Karbonat (CO$_3^{2-}$)

Wasser (zu 95 %)

Bei manchen Krankheiten verändert sich die Menge und Zusammensetzung des Harns über die normalen Schwankungen hinaus, z. B.:
— Beim Diabetes mellitus wird Glukose in großen Mengen mit dem Harn ausgeschieden, während normalerweise der Harn glukosefrei ist.
— Bei Störungen der Nierenfunktion kann es zu einer Anhäufung von Stoffwechselendprodukten (z. B. Harnstoff) im Blut kommen, die nicht mehr ausgeschieden werden und zu einer Harnvergiftung (Urämie) führen.
Zum Nachweis vieler Krankheiten ist es daher notwendig, die Bestandteile des Harns und ihre Konzentration zu kennen.

Die bekannten Untersuchungsmethoden werden unterschieden in die
qualitative Analytik: es wird festgestellt, ob eine Substanz vorhanden ist oder nicht (z. B. Teststreifen, makroskopische Bestimmungen, Harnsediment);
quantitative Analytik: es wird die genaue Menge einer Substanz ermittelt (z. B. photometrische Bestimmungen, Zählungen);

semiquantitative Analytik: es wird das Vorhandensein der Substanz sowie die annähernde Menge bestimmt (z. B. Teststreifen).

Fallbeispiel 1: *Eine Patientin, 20 Jahre alt, kommt in die Praxis und klagt über einen ständigen Harndrang sowie starkes Brennen und Schmerzen beim und auch nach dem Wasserlassen.*
Fallbeispiel 2: *Ein Patient, 8 Jahre alt, kommt mit seiner Mutter zum Arzt: Der Junge hat in den letzten vier Wochen drei Kilogramm abgenommen trotz normalen Appetits. Der Mutter fiel auf, daß der Sohn großen Durst hatte, viel trank und auch häufig wasserlassen mußte.*
Der Arzt veranlaßt bei beiden Patienten eine umfangreiche Harnuntersuchung.

6.1 Harngewinnung

Gefäße

Harn sollte in einem speziellen sauberen, evtl. sterilen verschließbaren Harngefäß aufgefangen werden, da es durch Verunreinigungen zu unspezifischen oder falschen Ergebnissen kommen kann. Wiederverwendbare Glasgefäße sollten vermieden werden, da Spülmittelrückstände falsche Ergebnisse liefern. Am besten geeignet sind Einwegkunststoffgefäße, die in der Apotheke zu erhalten sind. Für bakteriologische Untersuchungen müssen sterile, dicht verschließbare Einmalgefäße verwendet werden (Nährbodenträger, Urinröhrchen mit Schraubverschluß).

Arten der Gewinnung

Für die Laboruntersuchungen müssen die physiologischen Schwankungen in der Harnbildung berücksichtigt werden. Deshalb ist es notwendig, bei bestimmten Untersuchungen dem Patienten Hinweise zur Tageszeit (z. B. Morgenurin) oder zum Zeitraum (Sammelurin) der Harngewinnung zu geben.

Da bei vielen Untersuchungen festgestellt werden soll, ob eine bakterielle Infektion vorliegt, muß bei der Harngewinnung eine Verunreinigung mit Mikroorganismen möglichst vermieden werden. Beim normalen Urinlassen sind häufig schon Bakterien aus der unteren Harnröhre oder dem äußeren Genitalbereich im Harn vorhanden. Um diese Verunreinigungen in Grenzen zu halten, gibt es verschiedene Möglichkeiten der Harngewinnung.

Die Arzthelferin hat die Aufgabe, den Patienten auf die korrekte Art der Harngewinnung hinzuweisen.

Der Patient sollte außerdem angewiesen werden, vor der Gewinnung die Hände zu waschen sowie Gefäße und Deckel von innen nicht zu berühren. Die Arzthelferin hat weiterhin auf eine korrekte Beschriftung der Gefäße zu achten, damit eine Verwechslung ausgeschlossen werden kann.

Spontanurin (Morgenurin) ist der erste am Morgen gelassene Urin, der in ein sauberes Gefäß entleert wird. In diesem Harn liegen die Bestandteile durch die Ansammlung in der Nacht besonders konzentriert vor, weshalb er für viele Untersuchungen geeignet ist.

Mittelstrahlurin wird gewonnen, indem der erste Harnstrahl verworfen und der mittlere Harnstrahl (siehe Name) in einem sauberen sterilen Gefäß aufgefangen wird. Der letzte Harnstrahl wird wegen vorhandener Ablagerungen aus der Blase ebenfalls wieder verworfen. Der Vorteil dieser Gewinnung liegt im „Reinigen" der Harnröhre von Bakterien durch den ersten Harnstrahl, wodurch bessere Rückschlüsse auf Blasen- und Nierenbeckenentzündungen gezogen werden können (evtl. noch vorherige Reinigung des äußeren Genitals).

Sammelurin wird über einen Zeitraum von 24 Std. gesammelt. Vor Beginn der Sammelperiode (8.00 Uhr) muß der Patient die Blase vollständig entleeren, wobei dieser Urin verworfen wird. Danach wird jeder Harn bis zum nächsten Morgen 8.00 Uhr in einem ausreichend großen,

sauberen und verschließbaren Gefäß gesammelt und im Kühlschrank bei + 4 °C aufbewahrt.

Am Ende der 24 Std. wird die Blase nochmals entleert. Dieser Urin gehört noch zum Sammelurin. Bei der Untersuchung wird die gesamte Menge gemessen, und für folgende Untersuchungen gut durchmischt, da sich die gelösten Stoffe zum Teil am Boden abgesetzt haben.

Tagesurin wird wie der Sammelurin gewonnen, jedoch nur über 12 Std.

Nachturin ist der Harn, der nur nachts gelassen wird.

Katheterurin wird direkt aus der Harnblase mittels eines Katheters gewonnen, um bakterielle Verunreinigungen durch die Harnwege zu vermeiden.

Diese Entnahme sollte nur bei speziellen mikrobiologischen Untersuchungen und stationär erfolgen. Eine Gefahr besteht im Einschleppen von Keimen in die Harn-

Harngewinnungsarten und Folgeuntersuchungen	
Spontanurin (Mittelstrahlurin)	— makroskopische Harnuntersuchung — qualitative und semiquantitative Untersuchungen — Schwangerschaftsnachweis
Mittelstrahlurin	— makroskopische Harnuntersuchung — qualitative und semiquantitative Untersuchungen — Schwangerschaftsnachweis — Harnsedimentuntersuchung — mikrobiologische Untersuchungen
Sammelurin (24 Stunden)	— Clearance-Untersuchungen (Nierenfunktionsuntersuchungen z. B. Kreatinin) — Hormonuntersuchungen — Glukosebestimmung — Eiweißbestimmung
Tagesurin/Nachturin	— Glukosebestimmung
Katheterurin	— Harnsedimentuntersuchung — spezielle mikrobiologische Untersuchungen (z. B. Keimzahlbestimmung, Keimdifferenzierung, Resistenztests)
Punktionsurin	— spezielle mikrobiologische Untersuchungen (z. B. Keimzahlbestimmung, Keimdifferenzierung, Resistenztests)

wege, weshalb der Katheter sowie die Auffang- und Transportgefäße unbedingt steril sein müssen.

Punktionsurin wird durch Punktion der gefüllten Harnblase durch die Bauchdekke gewonnen. Dies wird jedoch nur in seltenen Fällen bei bestimmten mikrobiologischen Untersuchungen sowie bei einer zerstörten Harnröhre durchgeführt.

Abweichungen von der normalen Harnmenge und mögliche Ursachen

Polyurie	vermehrte Ausscheidung	> 2,5 l/Tag	Diabetes mellitus, Schrumpfniere
Oligurie	verminderte Ausscheidung	< 0,4 l/Tag	Flüssigkeitsentzug, Fieber, Diarrhoen, Nierensteine
Anurie	fast keine Ausscheidung	< 0,1 l/Tag	Tumoren, Niereninsuffizienz, Vergiftungen
Komplette Anurie	keine Ausscheidung		Harnleiterverschluß (Tumoren), Schockniere

Harnverfärbungen und mögliche Ursachen

hell-blaßgelb (wasserklar)	starke Verdünnung	Diabetes mellitus, chronische Nephritis
grünlich	Galle, Biliverdin, Gifte, Medikamente	Leber- und Gallenblasenerkrankung, Vergiftung
bierbraun	Bilirubin (beim Schütteln bleibt ein gelber Schaum)	Lebererkrankung (Hepatitis)
milchig-trüb	Leukozyturie	Zystitis, Prostatitis
ziegelrot	Urobilinogen	Leber- und Gallenblasenerkrankung
rotfarben	Blut (Ausschluß von Menstruationsblut bei Frauen)	
rötlich-braun durchsichtig	Hämoglobinurie: Farbe bleibt auch nach der Zentrifugation bestehen, Hämoglobin vorhanden	Vergiftung, Infektionen (z. B. Typhus), Hämolyse (z. B. durch Transfusion), starke körperliche Anstrengung
rötlich-braun trüb	Hämaturie: Farbe ist nach Zentrifugation normal, Erythrozyten vorhanden	Verletzung der Harnröhre, Harnblasentumor, Blasen-Tuberkulose, Harnsteine, Nierenverletzung, Glomerulonephritis

6.2 Harnaufbewahrung

Die genauesten Ergebnisse sind zu erzielen, wenn der Harn frisch gelassen untersucht wird. Falls dies nicht möglich ist, sollte der Urin in einem sauberen sterilen und verschließbaren Gefäß im Kühlschrank bei ca. + 4 °C aufbewahrt werden (höchstens 3—4 Std.). Bei Zimmertemperatur tritt eine starke Vermehrung der Bakterien ein, und Einfrieren würde Erythrozyten und Leukozyten zerstören. Bei längerer Aufbewahrung im Kühlschrank fallen Salze aus, die die Auswertung des Harnsediments erschweren.

Eine Konservierung des Harns ist für die Sedimentuntersuchung nicht möglich, für chemische Untersuchungen variiert sie je nach Untersuchungsart (siehe Anleitung zur jeweiligen Untersuchung).

6.3 Makroskopische Harnuntersuchungen

Die Harnuntersuchung beginnt mit der makroskopischen Untersuchung (makros — gr. groß; skopein — gr. sehen). Sie umfaßt die Beurteilung des Harns hinsichtlich Farbe, Trübung und Geruch. Diese einfachen Methoden, die ohne optische Hilfsmittel durchgeführt werden, geben häufig schon Hinweise auf krankhafte Veränderungen und notwendige folgende Untersuchungen.

6.3.1 Harnmenge

Der Mensch scheidet am Tag (in 24 Std.) durchschnittlich ca. **1,2—1,8 l** Harn aus. Eine Ausscheidungsmenge von weniger als 0,5 l/Tag und mehr als 2 l/Tag sind als pathologisch anzusehen.

6.3.2 Harnfarbe

Der Harn eines gesunden Menschen wird hauptsächlich durch die Farbstoffe (Urochrom, Urobilinogen und Porphyrine) **hell-bis dunkelgelb** gefärbt. Farbton und -intensität sind abhängig von der Art und Konzentration der gelösten Stoffe im Harn sowie der Nahrungs- und Flüssigkeitsaufnahme (Morgenurin ist sehr konzentriert,

deshalb dunkel). Verfärbungen können verschiedene Ursachen haben:
- Medikamente (z. B. Azofarbstoffe, Phenolrot)
- Nahrungsmittel (z. B. rote Beete)
- Krankheiten (z. B. Blut, Bakterien).

Bei Abweichungen von der Normalfarbe, die nicht durch Medikamente oder Nahrungsmittel hervorgerufen werden, müssen sofort weitere Untersuchungen eingeleitet werden.

6.3.3 Harntrübung

Der frisch gelassene Harn eines gesunden Menschen sieht **klar** aus und ist frei von Trübungen. Durch längeres Stehen können Trübungen auftreten, die durch das Ausfällen einiger Salze verursacht werden.

Harne, die frisch gelassen trüb sind, weisen auf Erkrankungen hin. Ursache können Bakterien, Leukozyten, Erythrozyten, Epithelien oder Salze sein.

Der Grund der Trübung muß immer durch Folgeuntersuchungen abgeklärt werden (siehe 6.5).

Harntrübungen		
nicht krankhaft	rötlich	Harnsäuresalze (Ziegelmehlsediment)
	weißlich	Karbonate, Phosphate
krankhaft	rötlich	Erythrozyten (Blut)
	weißlich	Leukozyten, Bakterien

6.3.4 Harngeruch

Der frisch gelassene Harn eines gesunden Menschen riecht **fade,** evtl. etwas **aromatisch.**

Ein obst- bzw. azetonartiger Geruch gibt einen Hinweis auf vorhandene Ketonkörper (Abbauprodukte des Fettstoffwechsels), die z. B. beim Diabetes mellitus mit dem Harn ausgeschieden werden.

Durch die Aktivität von Bakterien, die eiweißhaltige Stoffe zersetzen, kann ein ammoniakalischer Harngeruch entstehen (z. B. bei Harnwegsinfektionen).

6.3.5 Dichtebestimmung des Harns

Die Dichte (spezifisches Gewicht) einer Flüssigkeit gibt die Masse pro Volumeneinheit dieser Flüssigkeit an. Als Bezugsgröße für die Berechnung dient Wasser:

1 l H_2O (= 1000 g H_2O) hat bei 4.°C und 1000 hPa (1 bar) das spezifische Gewicht von 1,000 g/cm³ oder ml.

Bei der Bestimmung der Dichte von Stoffen wird der Unterschied zur Dichte des Wassers festgestellt.

Enthält eine Flüssigkeit wie der Harn gelöste Substanzen, so ist ihre Dichte größer als die des Wassers. Die Normalwerte des Harns liegen bei **1,012—1,030 g/cm³.** Zur Vereinfachung gibt man im Labor bei der Harnuntersuchung die Dichte ohne Einheit und ohne Komma an (1012—1030). Die Dichte des Harns unterliegt normalen Schwankungen durch die unterschiedlich hohe Aufnahme von Flüssigkeiten und bestimmten Nahrungsmitteln (z. B. Kochsalz).

geringe Dichte	- hohe Flüssigkeitsaufnahme: wenig gelöste Substanzen in einer großen Harnmenge
hohe Dichte	- niedrige Flüssigkeitsaufnahme: viel gelöste Substanzen in geringer Harnmenge

Prinzip:
Die Dichte wird mit einem Urometer (Aräometer) gemessen. Es handelt sich hierbei um eine Spindel, die so eingestellt ist, daß sie frei im Wasser schwimmend bei bestimmter Temperatur in der Höhe des Flüssigkeitsspiegels auf ihrer Skala eine Dichte von 1000 (= 1,000 g/cm³) anzeigt. In Flüssigkeiten mit größerer Dichte (z. B. Harn) ragt die Spindel höher aus der Flüssigkeit heraus, da sie besser von ihr getragen wird.

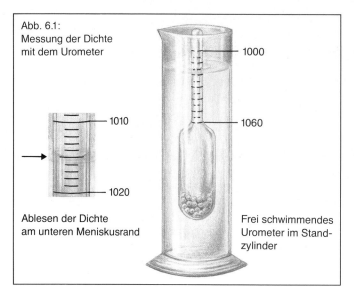

Abb. 6.1:
Messung der Dichte
mit dem Urometer

— 1000

— 1010

— 1060

— 1020

Ablesen der Dichte
am unteren Meniskusrand

Frei schwimmendes
Urometer im Stand-
zylinder

Beispiel:		
Urometereichung	15	°C
Harntemperatur	22	°C
Differenz	= 7 °C	
Ablesewert	1008	
Korrekturwert	+ 2	
Ergebnis	1010 = Dichte des Harns	

Beurteilung:

Normalwerte

1012 − 1030

Erniedrigte Werte (ca. 1000) z. B. bei Polyurie, Störungen der Hypophysen-funktion.
Erhöhte Werte (ca. 1040) z. B. bei Fieber, Durst, Diabetes mellitus, erhöhtem Salz-gehalt (z. T. physiologisch)

Geräte:
Meßspindel (Urometer),
Glaszylinder,
Thermometer.

Durchführung:
● Den Harn in einen Glaszylinder füllen, wobei eine Schaumbildung zu vermeiden ist.
● Die Temperatur des Harns mit dem Thermometer bestimmen.
● Das Urometer in den Zylinder geben, wobei zu beachten ist, daß das Urometer frei in der Flüssigkeit schwimmt: es darf weder Boden noch Wand berühren.
● Die Ablesung der Dichte an der Meß-spindel erfolgt in der Höhe des Flüssig-keitsspiegels am unteren Meniskusrand.

Berechnung:
Da Urometer auf bestimmte Temperatu-ren eingestellt sind, 15 °C, 20 °C, 15−20 °C, müssen bei der Ablesung Kor-rekturen vorgenommen werden, falls die Meßtemperatur nicht mit der Eichtempe-ratur übereinstimmt. Für jede 3 °C Unter-schied zwischen Harn- und Eichtempera-tur nach oben oder unten werden 0,001 g (bzw. 1) zur abgelesenen Dichte addiert bzw. subtrahiert. 1 und 2 °C Temperatur-unterschied bleiben unberücksichtigt.

Fehlerquellen:
Das Ergebnis kann durch Eiweiß, Gluko-se, Medikamente und Kontrastmittelaus-scheidungen stark nach oben verfälscht werden, da diese Substanzen zu einer Erhöhung der Dichte führen.

Fallbeispiele 1 und 2 (Seite 46): *Bei beiden Patienten wird Mittelstrahlurin gewonnen und sofort untersucht.*

Fallbeispiel 1: *Bei der Patientin ist die Harnfarbe trübe-gelblich, der Harn-geruch unangenehm und die Dichte des Harns erhöht. Aufgrund der Er-gebnisse der makroskopischen Unter-suchung besteht der Verdacht, daß eine Harnwegsinfektion vorliegt. Es müssen weitere Untersuchungen fol-gen, z. B. ein Eiweißnachweis.*
Fallbeispiel 2: *Bei dem Jungen liegt nach den Schilderungen der Mutter vermutlich eine Polyurie vor. Die Harnfarbe ist blaßgelb, der Harnge-ruch azetonartig und die Dichte des Harns erhöht. Aufgrund der Ergebnis-se der makroskopischen Untersu-chung besteht der Verdacht, daß ein Diabetes mellitus vorliegt.*
Überlegen Sie, welche Untersuchun-gen folgen müssen.

6.4 Chemische Harnuntersuchungen

Da die makroskopische Untersuchung keine genaue Auskunft über bestimmte Stoffe im Harn geben kann, müssen weitere Untersuchungen zur qualitativen und semiquantitativen Bestimmung (z. B. von Eiweiß, Glukose) folgen. Evtl. sind quantitative Untersuchungen erforderlich (mit dem Photometer). Alle Untersuchungen werden mit Hilfe chemischer Substanzen durchgeführt, die mit den zu bestimmenden Stoffen bei deren Vorhandensein reagieren. Das Reaktionsprodukt ist dann meist in Form einer Farbveränderung auf den Teststreifen oder durch Farb- bzw. Trübungsreaktionen im Reagenzglas meßbar.
Die Auswertung erfolgt durch Betrachtung durch den Untersucher oder — bei Harnuntersuchungen selten — mit Hilfe des Photometers.

6.4.1 Harnreaktion (pH-Wert)

Der Harn eines gesunden Menschen reagiert schwach sauer, d. h. er hat einen pH-Wert von etwa 6. Da die Harnreaktion von der Zusammensetzung der aufgenommenen Nahrungsmittel abhängig ist, kann sich der Wert beim Gesunden im Bereich von 4,8—7,5 bewegen:
Bei einer eiweißreichen Ernährung (z. B. viel Fleisch) liegt er im sauren Bereich (6,0—6,9).
Bei einer kohlenhydratreichen Ernährung (z. B. viel pflanzliche Kost) liegt er im alkalischen Bereich (7,1—7,5).

Prinzip:
Ein Indikator (z. B. Lackmus) verändert sich durch die Höhe der Wasserstoffionenkonzentration (pH-Wert) der Lösung und verfärbt sich je nach saurer oder alkalischer Reaktion (rot oder blau).

Substanzen:
Lackmuspapier oder
spezielles Indikatorpapier oder
Teststreifen, auf denen der Indikator integriert ist.

Durchführung:
● Das Indikatorpapier (oder den Teststreifen) zur Benetzung kurz in den Harn tauchen und am Gefäßrand abstreifen.
● Nach kurzer Zeit (30—60 Sek.) das Ergebnis ablesen: Die Verfärbung auf dem Teststreifen mit der Farbskala der Packung vergleichen.

Beurteilung:

Normalwerte
pH 4,8 — 7,5

Bei einigen Krankheiten tritt eine verstärkte saure bzw. basische Reaktion auf:
sauer (4—5) bei Fieber, Durchfall
alkalisch (7—8) bei Harnwegsinfektionen sowie länger aufbewahrtem Urin.

Fehlerquellen:
Ablese- und Handhabungsfehler (siehe Kap. 5).

Fallbeispiel 1: (S. 46): *Bei der Patientin wurde im Harn ein pH-Wert von 9 festgestellt.*
Fallbeispiel 2 (S. 46): *Bei dem Patienten wurde im Harn ein pH-Wert von 7 festgestellt.*

6.4.2 Nachweis von Proteinen

Unter **Proteinurie** versteht man eine Eiweißausscheidung mit dem Harn, die in geringen Mengen durchaus normal ist: z. B. in der Schwangerschaft, bei Unterkühlung, bei Menschen bis 30 Jahren durch körperliche Belastung, Streß, Lordose der Wirbelsäule und Kreislaufstörungen.

Eine pathologische Ausscheidung, d. h. eine deutlich erhöhte Ausscheidung tritt bei einigen Erkrankungen auf, z. B. bei akuten und chronischen Infektionen (Fieber, Nierentuberkulose, Nierenentzündungen, Entzündungen der ableitenden Harnwege).

Teststreifenmethode

Prinzip:
Das Eiweißtestfeld eines Teststreifens enthält einen Indikator (z. B. Tetrabromphenolblau), dessen Farbe bei Vorhandensein von Eiweiß von gelb nach grünblau umschlägt.

Substanzen:
Essigsäure,
Teststreifen mit Eiweißtestfeld.

Durchführung:
● Der Indikator des Teststreifens reagiert nur im sauren Milieu, deshalb kann der Test mit alkalischem Harn nicht durchgeführt werden. Dem Harn werden vor der Untersuchung immer einige Tropfen Essigsäure zugesetzt.
● Den Teststreifen kurz in den Harn tauchen und danach am Gefäßrand abstreifen.
● Nach der entsprechenden Reaktionszeit (siehe Herstellerangabe) die Farbe des Teststreifens mit der Farbskala vergleichen.

Beurteilung:
negativ: kein Farbumschlag
positiv: Farbumschlag nach grünblau

Fehlerquellen:
– Ablese- und Handhabungsfehler (siehe Kap. 5)

– Verschmutzte Sammelgefäße führen zu Verfälschungen.
– Kunstlicht erschwert die genaue Farbdifferenzierung, deshalb sollte sie im natürlichen Licht erfolgen.
– Verfärbter Urin (z. B. rot durch Blut) führt zu Farbfehlern auf dem Testfeld.
– Die Teststreifen sprechen nur auf einige Eiweiße an, daher sollte immer noch die Sulfosalizylsäure-Probe durchgeführt werden.

Sulfosalizylsäure-Probe (SSP)

Prinzip:
Eiweiße (Proteine) und ihre Abbauprodukte (Peptide) werden durch Säure denaturiert, d. h. in ihrer Struktur verändert. Sie fallen aus und sind durch Trübung sichtbar. Peptide gehen durch Erhitzen wieder in Lösung, Eiweiße jedoch nicht.

Geräte und Substanzen:
2 Reagenzgläser,
Sulfosalizylsäure (20 %),
Bunsenbrenner.

Durchführung:
● Ca. 2–3 ml zentrifugierten Harn in je 2 Reagenzgläser füllen.
● In Reagenzglas I 4–5 Tropfen Sulfosalizylsäure geben, gut durchmischen und mit Reagenzglas II (Leerwert) vergleichen.
● Bei Trübung Probe über dem Bunsenbrenner aufkochen und nochmals mit dem Leerwert vergleichen.

Beurteilung nach dem Aufkochen der Probe:

Probe	Eiweiß
klar	– negativ
ganz leichte Trübung (opal)	(+) leicht positiv
Trübung	+ positiv
starke Trübung	++ stark positiv
flockiger Niederschlag	+++ sehr stark positiv

Ein positives Ergebnis liegt nur dann vor, wenn die Trübung nach dem Kochen noch sichtbar ist.

Fehlerquellen:
— Probe wurde nicht aufgekocht (falsch positiv)
— Penicillin, Sulfonamide und Röntgenkontrastmittel verfälschen das Ergebnis (falsch positiv).

Fallbeispiel 1 (S. 46) *Bei der Patientin war der Eiweißtest positiv: Das Feld des Teststreifens verfärbte sich in kurzer Zeit nach grün-blau. Die SSP war ebenfalls positiv und wurde mit ++ bewertet. Bei der Patientin erhärtet sich aufgrund der bisherigen Untersuchungsergebnisse der Verdacht, daß eine Harnwegsinfektion vorliegt. Es muß unbedingt eine Harnsedimentuntersuchung und mikrobiologische Untersuchung sowie der Nitrittest durchgeführt werden.*
Fallbeispiel 2 (S. 46): *Bei dem Patienten war der Eiweißtest negativ.*

Aufgabe: Beschreiben Sie den Eiweißnachweis mit der Sulfosalizylsäureprobe.

6.4.3 Nachweis von Glukose

Unter **Glukosurie** versteht man eine Glukoseausscheidung mit dem Harn.
Der Harn eines gesunden Menschen ist normalerweise glukosefrei. Im Blut befindet sich ein Nüchternblutglukosespiegel von 70—100 mg/dl. Erst wenn der Glukosegehalt des Blutes einen gewissen Höchstwert überschreitet, wird Glukose über die Nieren mit dem Harn ausgeschieden (Nierenschwelle ca. 180 mg/dl). Da Diabetiker einen erhöhten Blutglukosespiegel haben, kommt es häufig zu Glukoseausscheidungen mit dem Harn.
Es kann jedoch auch bei Menschen mit normalen Blutzuckerwerten unter bestimmten Umständen zu Glukoseausscheidungen mit dem Urin kommen: bei Schwangeren (zu 10—15 %), bei stark kohlenhydratreicher Ernährung, bei einer herabgesetzten Nierenschwelle sowie bei einem Nierenschaden.

Um einen Diabetes mellitus einwandfrei zu diagnostizieren, müssen die obigen Faktoren ausgeschlossen und eine Glukosebestimmung im Nüchternblut vorgenommen sowie evtl. auch ein oraler Glukosebelastungstest mit einem Blutzuckertagesprofil durchgeführt werden (siehe 7.5.2).

Prinzip:
Der Nachweis von Glukose erfolgt durch eine enzymatische Reaktion auf einem Teststreifen:
Das Reaktionsfeld enthält zwei Enzyme (Glukose-Oxidase = GOD, Peroxidase = POD) und einen Indikator (z. B. o-Toluidin). Vorhandene Glukose wird durch GOD in Anwesenheit von O_2 und H_2O zu Glukonsäure oxidiert, dabei entsteht H_2O_2.
H_2O_2 oxidiert durch POD zu H_2O, wobei das frei werdende O-Atom mit dem Indikator (o-Toluidin) reagiert, der sich nach blau verfärbt.

1. Glukose $\xrightarrow[O_2 + H_2O]{GOD}$ Glukonsäure $+ H_2O_2$

2. $H_2O_2 + \text{o-Toluidin} \rightarrow H_2O + \text{o-Toluidin-O}$
(Blaufärbung)

Die Teststreifen eignen sich je nach Beschaffenheit zur qualitativen oder semiquantitativen Bestimmung. Eine quantitative Bestimmung ist mit dem Photometer möglich, wird jedoch in der Arztpraxis meist nicht durchgeführt. Bei Vorhandensein eines Reflexionsphotometers kann eine quantitative Bestimmung mit speziellen Teststreifen durchgeführt werden (siehe 4.4.2 und 7.5.2).

Substanzen:
Teststreifen

Durchführung:
Den Teststreifen kurz in den durchmischten Harn tauchen und am Gefäßrand abstreifen. Nach der vorgeschriebenen Zeit das Ergebnis ablesen: der entstandene Farbton wird mit der Skala verglichen.

Beurteilung:
negativ: kein Farbumschlag
positiv: Farbumschlag nach blau

Fehlerquellen:
- Falsch positive Ergebnisse durch Reinigungsmittelrückstände in Gefäßen, da Reinigungsmittel POD enthalten.
- Falsch positive Ergebnisse durch ungeeignete Sammelgefäße (Bierflaschen, Marmeladengläser), da sie Rückstände von Verschmutzungen enthalten können.
- Falsch negative Ergebnisse durch Vitamin C-Ausscheidungen mit dem Harn, da Vitamin C (Ascorbinsäure) ein Reduktionsmittel ist.

Fallbeispiel 1 (S. 46): *Bei der Patientin war der Glukosenachweis negativ.*
Fallbeispiel 2 (S. 46): *Bei dem Patienten war der Glukosenachweis positiv: Das Testfeld des Teststreifens verfärbte sich in kurzer Zeit nach blau. Bei diesem Patienten erhärtet sich aufgrund der bisherigen Untersuchungsergebnisse der Verdacht, daß ein Diabetes mellitus vorliegt. Beim Patienten muß unbedingt eine Blutzuckerbestimmung sowie der Ketonkörpernachweis erfolgen.*

Aufgaben:
1. Welche Aufgaben hat Glukose im Körper?
2. Beschreiben Sie den Glukose-Stoffwechsel!
3. Beschreiben Sie die Krankheit Diabetes mellitus!
4. Beschreiben Sie das Prinzip des Glukosenachweises!

6.4.4 Nachweis von Ketonkörpern

Unter **Ketonurie** versteht man eine Ausscheidung von Ketonkörpern mit dem Harn.
Zu den Ketonkörpern zählen Azeton, Azetessigsäure und β-Hydroxybuttersäure. Diese drei Stoffe fallen als Zwischenprodukte beim Abbau von Fetten im Stoffwechsel an. Beim gesunden Menschen sind in der Regel nur geringe Mengen an Ketonkörpern im Blut und Harn vorhanden.

Unter bestimmten Umständen kommt es zu einem verstärkten, jedoch unvollständigen Fettabbau im Körper, der mit der Bildung von Ketonkörpern endet, wodurch die Werte der Ketonkörper im Harn und Blut ansteigen. Ursachen sind z. B. Hungerzustände, Erbrechen (auch Schwangerschaftserbrechen), Schlankheitskuren (z. B. Null-Diät), Säuglingstoxikose, Thyreotoxikose und hohes Fieber bei Kindern.
Besondere Bedeutung kommt den Ketonkörpern beim Diabetes mellitus zu.
Beim Diabetiker kann durch den Insulinmangel der vorhandene Zucker nicht verwertet werden, wodurch die Fettreserven zur Energieversorgung des Körpers abgebaut werden müssen. Dabei entstehen in großen Mengen Ketonkörper (siehe oben), die zu einer Übersäuerung des Blutes führen, wodurch folgende Situation eintreten kann:
Das Blut wird zähflüssiger, und es kommt zu Durchblutungsstörungen. Zusammen mit anderen Faktoren kann diese Negativentwicklung beim Diabetes mellitus zum diabetischen Koma führen.
Der Nachweis von Ketonkörpern im Harn eines Diabetikers deutet auf diese Stoffwechselentgleisung hin, die schnellstens behandelt werden muß, damit ein Koma vermieden werden kann.

Prinzip:
Es gibt zwei Nachweismethoden (Teststreifen und Testtablette), die beide auf dem Prinzip nach **Legal** beruhen:
Azetessigsäure und Azeton reagieren mit Natrium-Nitroprussid zu einem violetten Farbstoff. Der Teststreifen ist zur Unterstützung der Reaktion mit Glyzin und einem Puffer (Dinatriumhydrogenphosphat) imprägniert. Bei diesem Test wird die β-Hydroxybuttersäure nicht erfaßt.

Substanzen:
Teststreifen oder
Testtablette.

Durchführung:
● Teststreifen kurz in den durchmischten Harn tauchen, am Gefäßrand abstreifen

und nach entsprechender Zeit (siehe Herstellerangabe) das Ergebnis anhand der Farbskala ablesen oder:

● Die Tablette auf ein Filterpapier legen und darauf einen Tropfen Urin geben. Nach 30 Sek. das Ergebnis an der Farbskala ablesen.

Beurteilung:
negativ: kein Farbumschlag
positiv: Farbumschag nach violett

Fehlerquellen:
— Ablese- und Handhabungsfehler (siehe Kap. 5)
— Eine störende Rotfärbung durch Phenolphthaleine in Abführmitteln oder bei Leberfunktionsprüfungen (z. B. Bromthaleintest).

> **Fallbeispiel 1** (S. 46): *Bei der Patientin war der Nachweis negativ.*
> **Fallbeispiel 2** (S. 46): *Bei dem Patienten war der Nachweis positiv, wodurch sich der Verdacht auf Diabetes mellitus erhärtet.*

Aufgabe: Erläutern Sie die Notwendigkeit des Ketonkörpernachweises beim Diabetiker!

6.4.5 Nitritnachweis

Viele Erreger von Harnwegsinfekten (z. B. Escherichia coli, Proteus, Klebsiella, teilweise auch Pseudomonas und Enterokokken) wandeln das mit der Nahrung aufgenommene und im Harn ausgeschiedene Nitrat zu Nitrit um. Da Nitrit normalerweise nicht im Harn vorkommt, deutet ein positiver Nitritnachweis im Harn auf eine **Bakteriurie** (Ausscheidung von Bakterien mit dem Harn) hin.

Prinzip:
Nitrit verbindet sich mit Sulfanilsäure und α-Naphthylamin zu einem roten Azofarbstoff.

Substanzen:
Teststreifen

Durchführung:
● Zur Vermeidung von Verunreinigungen wird nur am Morgen gewonnener Mittelstrahl- oder Katheterurin verwendet.

● Dem Patienten ist die Anweisung zu geben, am Tag vorher nitratreiche Nahrung aufzunehmen, damit genügend Nitrat für die Reaktion vorhanden ist (z. B. rote Beete, Spinat).

● Teststreifen kurz in den durchmischten Harn tauchen, am Gefäßrand abstreifen und nach angegebener Zeit (siehe Herstellerangabe) das Ergebnis anhand der Farbskala ablesen.

Beurteilung:
negativ: kein Farbumschlag
positiv: Farbumschlag nach rot

Fehlerquellen:
— falsch negatives Ergebnis durch Ascorbinsäure im Harn
— falsch negatives Ergebnis bei zu wenig aufgenommener nitrathaltiger Nahrung
— falsch positives Ergebnis bei Harnverunreinigung.

Trotz eines negativen Ergebnisses kann ein Harnwegsinfekt vorliegen, denn bei dem Test werden nur die nitritbildenden Mikroorganismen erfaßt. Bei entsprechenden Symptomen muß eine umfangreichere bakteriologische Untersuchung folgen.

> **Fallbeispiel 1** (S. 46): *Bei der Patientin war der Nitritnachweis positiv. In kurzer Zeit erfolgte der Farbumschlag nach rot, wodurch sich der Verdacht auf eine Harnwegsinfektion erhärtet.*
> **Fallbeispiel 2** (S. 46): *Bei dem Patienten war der Nitritnachweis negativ.*

Aufgaben:
1. Was sind Mikroorganismen und wo kommen sie vor?
2. Schlagen Sie nach, welche Lebensmittel nitratreich sind!
3. Beschreiben Sie die Durchführung des Nitritnachweises!

6.4.6 Nachweis von Gallenfarbstoffen

Zu den wichtigsten Gallenfarbstoffen gehören Bilirubin, Urobilinogen und Urobilin. Diese drei Stoffe entstehen beim Abbau des Blutfarbstoffes Hämoglobin der Erythrozyten, aus der Farbstoffkomponente Häm.

Das Hämoglobin wird in den Zellen des retikulo-endothelialen Systems in Knochenmark, Milz und Leber zu Bilirubin abgebaut. Dieses Bilirubin ist **wasserunlöslich** (indirektes Bilirubin) und wird zum Transport im Blut an Serumalbumin gekoppelt (**unkonjugiertes** Bilirubin).

In der Leber wird das Bilirubin in eine **wasserlösliche** (direktes Bilirubin) und ausscheidungsfähige Form übergeführt, indem es an Glukuronsäure gekoppelt wird (**konjugiertes** Bilirubin).

In dieser Form wird es mit der Galle an den Darm abgegeben und durch die vorhandenen Mikroorganismen zu Urobilinogen, Urobilin, Sterkobilinogen und Sterkobilin abgebaut. Der größte Teil der Bilirubinabbauprodukte gelangt in den Enddarm, es handelt sich hierbei um die Stuhlfarbstoffe. Ein geringer Teil des Urobilinogens wird rückresorbiert und gelangt über den Pfortaderkreislauf zur Leber, wo es dann wieder mit der Galle in den Darm ausgeschieden wird.

Beim gesunden Menschen gelangen nur Spuren von Urobilinogen in den Körperkreislauf und werden mit dem Harn ausgeschieden, Bilirubin kommt nicht im Harn des Gesunden vor. Bei Lebererkrankungen kann vermehrt Urobilinogen im Blut vorhanden sein, das über die Nieren ausgeschieden wird.

Bei einigen Erkrankungen, insbesondere der Leber, Gallenblase und ableitenden Gallengänge, kann es zu Störungen im Bilirubin-Stoffwechsel kommen:

Erhöhte Bilirubinproduktion durch vermehrten Erythrozytenabbau (= Hämolyse) (prähepatischer Ikterus): Die Leber kann nicht alles anfallende unkonjugierte Bilirubin in konjugiertes Bilirubin umbauen. Somit befindet sich vermehrt unkonjugiertes Bilirubin im Blut, das nicht ausgeschieden werden kann.

Bei einer Überlastung der Serumalbumine, die das Bilirubin transportieren, wird es ins Gewebe abgegeben und dort abgelagert (Gelbfärbung der Haut = **Ikterus**). Im Urin befindet sich kein Bilirubin, wohl aber Urobilinogen.

Geschädigte Leberzellen z. B. durch Hepatitis (hepatischer Ikterus): Die Bilirubinaufnahme in die Leberzellen und damit die Kopplung an Glukuronsäure ist teilweise gestört. Dadurch befindet sich vermehrt unkonjugiertes Bilirubin im Blut, das bei Überlastung der Serumalbumine im Gewebe abgelagert wird **(Ikterus).**

Gleichzeitig ist häufig die Abgabe des konjugierten Bilirubins in die Gallenwege gestört, und es staut sich ins Blut zurück. Da es wasserlöslich ist, wird es über die Nieren ausgeschieden. Der **Harn** färbt sich **bierbraun,** er enthält Bilirubin.

Da weniger Bilirubin in den Darm gelangt, werden weniger Stuhlfarbstoffe gebildet, und der **Stuhl** erscheint dadurch **heller.**

Gestörter Gallenabfluß z. B. durch Gallensteine oder Tumor (posthepatischer Ikterus): Die gesunde Leberzelle konjugiert Bilirubin, welches nicht in die Gallengänge ausgeschieden werden kann. Das konjugierte Bilirubin staut sich ins Blut zurück und wird über die Nieren ausgeschieden. Der **Harn** färbt sich **bierbraun.** Er enthält Bilirubin, aber kein Urobilinogen. Da kein Bilirubin in den Darm gelangt, werden keine Stuhlfarbstoffe gebildet. Der **Stuhl** erscheint **zementgrau.**

> **Konjugiertes** Bilirubin ist in der Leber an Glukuronsäure gekoppeltes Bilirubin, wasserlöslich und wird über den Darm oder im Krankheitsfall über die Nieren ausgeschieden.
>
> **Unkonjugiertes** Bilirubin ist an Serumalbumine im Blut gekoppeltes Bilirubin, wasserunlöslich und kann nicht über die Nieren ausgeschieden werden.

Im Harn ist nur das konjugierte Bilirubin nachweisbar, da es wasserlöslich ist. Im Blut ist ein Nachweis des unkonjugierten und konjugierten Bilirubin möglich. Beides zusammen wird als **Gesamtbilirubin** bezeichnet.

Bei einem positiven Bilirubinbefund müssen unbedingt weitergehende Untersuchungen wie die Bestimmung der Leberwerte eingeleitet werden.

Bilirubinnachweis

Prinzip:
1. Beim Schütteln des Harns bleibt ein brauner Schaum stehen.
2. Das Testfeld des Teststreifens bzw. die Tablette enthält ein Diazoniumsalz im sauren Milieu (Sulfosalizylsäure). Zusätzlich ist Natriumbicarbonat zur Beschleunigung der Reaktion vorhanden.
Das vorhandene konjugierte Bilirubin verbindet sich mit dem Diazoniumsalz zu einem blau-violetten Azofarbstoff.
Der Farbumschlag erfolgt von weiß über bläulich-rosa nach blau-violett.

Substanzen:
Teststreifen oder Testtablette.

Durchführung:
Den Teststreifen in den durchmischten Urin tauchen, bzw. die Tablette mit dem Urin beträufeln, abwarten der vorgeschriebenen Reaktionszeit und auswerten der Farbreaktion.

Beurteilung:
negativ: kein Farbumschlag
positiv: Farbumschlag nach blau-violett

Fehlerquellen:
– Handhabungs- und Ablesefehler (siehe Kap. 5)
– falsch negatives Ergebnis durch langes Stehen des Urins (Bilirubin oxidiert zu Biliverdin)
– falsch positives Ergebnis durch Medikamentenfärbung
– Ascorbinsäure und Nitrit stören die Reaktion.

Urobilinogennachweis

Prinzip:
Das Testfeld des Teststreifens enthält ein Diazoniumsalz. Durch die Verbindung des vorhandenen Urobilinogen mit dem Diazoniumsalz entsteht ein roter Azofarbstoff.

Substanzen:
Teststreifen

Durchführung:
Den Teststreifen in den frischen, gut durchmischten Harn tauchen, abstreifen und nach der angegebenen Reaktionszeit auswerten.

Beurteilung:
negativ: kein Farbumschlag
positiv: Farbumschlag nach rot

Früher wurde die **Probe nach Ehrlich** durchgeführt:
Urobilinogen ergibt mit Ehrlich's Reagenz eine rote Farbe, die jedoch nur kurze Zeit beständig ist. Anschließend wird der Farbstoff mit Chloroform ausgeschüttelt, wodurch er beständig bleibt. Leider ist diese Probe nicht ganz spezifisch, da sie sehr anfällig gegen Störungen ist. Die diagnostische Bedeutung dieses Nachweises ist daher gering.

Aufgaben:
1. Beschreiben Sie den Bilirubin- und Urobilinogen-Stoffwechsel!
2. Nennen Sie die Unterschiede zwischen konjugiertem und unkonjugiertem Bilirubin!
3. Wo können Störungen des Bilirubin-Stoffwechsels auftreten und durch welche Symptome werden die Störungen sichtbar?
4. Beschreiben Sie die Nachweismethode für Bilirubin im Harn!

6.4.7 Blutnachweis

Die Ausscheidung von Hämoglobin mit dem Harn wird als **Hämoglobinurie** bezeichnet. Das Hämoglobin wird frei durch Hämolyse der Erythrozyten im Blut oder auch erst im Harn. Die Ausscheidung von Erythrozyten mit dem Harn wird als **Hämaturie** bezeichnet. Dabei werden zwei Arten unterschieden:

– Makrohämaturie (mit dem bloßen Auge sichtbar rot verfärbter Urin = ab 0,5 ml Blut/l Urin = 2500 Erythrozyten/μl Urin)
– Mikrohämaturie (nur im Mikroskop sichtbar, kein sichtbar rot verfärbter Urin).

Ab 5 Erythrozyten/μl Urin wird die Hämaturie als pathologisch angesehen. Der Blutnachweis wird bei Verdacht auf Erkrankungen der Nieren und ableitenden Harnwege, z. B. Entzündungen, Nieren- und Blasensteinen sowie bösartigen Geschwulsten durchgeführt.
Der Nachweis erfolgt mit dem Teststreifen und dem Harnsediment (siehe 6.5).

Erythrozytennachweis/ Hämoglobinnachweis

Prinzip:
Das Testfeld des Teststreifens enthält ein organisches Peroxid (H_2O_2) und einen Indikator (o-Toluidin), der bei Vorhandensein von Hämoglobin oder Myoglobin (roter Muskelfarbstoff) zu einem blau-grünen Farbstoff umgewandelt wird. Das freie Hämoglobin im Harn wirkt als Peroxidase und katalysiert die Oxydation vom o-Toluidin durch H_2O_2, wobei der blaugrüne Farbstoff entsteht.
Intakte Erythrozyten im Harn zerfallen durch Hämolyse auf dem Testfeld und bewirken eine lokale Farbreaktion, die durch blau-grüne Punkte sichtbar wird.
Es gibt Teststreifen, die je ein Testfeld für Hämoglobin und Erythrozyten enthalten, oder auch nur ein Testfeld.

Substanzen:
Teststreifen mit 2 Testfeldern (für Hämoglobin und Erythrozyten)

Durchführung:
Den Teststreifen in den Urin tauchen, abstreifen und nach entsprechender Zeit ablesen.

Beurteilung:
Es erfolgt eine getrennte Ablesung für den Hämoglobinwert und die Anzahl der Erythrozyten.
Hämoglobin: Das Testfeld verfärbt sich von gelb nach blau-grün bei einem positiven Befund.
Erythrozyten: Die Erythrozyten sind als kleine blau-grüne Punkte sichtbar.

| normal | 0–3 Erythrozyten/μl Harn |
| pathologisch | > 5 Erythrozyten/μl Harn |

Bei zu hoher Erythrozytenzahl muß eine Verdünnung des Harns (1:10 oder 1:100) und eine neue Bestimmung erfolgen.

Fehlerquellen:
– falsch positive Reaktion durch Reinigungsmittelrückstände in Gefäßen
– falsch negative Reaktion durch Ascorbinsäure im Harn.

6.4.8 Leukozytennachweis

Eine vermehrte Ausscheidung von Leukozyten mit dem Harn nennt man **Leukozyturie.** In geringen Mengen sind die Leukozyten ein normaler Harnbestandteil (1–4 Leukozyten im Harnsediment).
Bei Entzündungen der Nieren und ableitenden Harnwege werden vermehrt Leukozyten ausgeschieden, deshalb muß dieser Nachweis zusätzlich zu anderen Untersuchungen (z. B. Blutnachweis) durchgeführt werden. Der Nachweis erfolgt mit dem Teststreifen und Harnsediment.

Prinzip:
Bei den im Harn vorkommenden Leukozyten handelt es sich meist um Granulozyten, die das Enzym Esterase enthalten. Das Testfeld enthält Indoxyl-Ester, einen Indikator, der durch die Granulozyten-Esterase gespalten wird. Das dabei entstehende Indoxyl oxidiert durch Luftsauerstoff zu Indigoblau.

Substanzen:
Teststreifen

Durchführung:
• Es sollte nur Mittelstrahl- oder Katheterurin verwendet werden.
• Den Teststreifen in den Harn tauchen, abstreifen und nach entsprechender Zeit das Ergebnis auswerten.
• Nach 15 Min. ist die maximale Empfindlichkeit der Reaktion erreicht. Eine schon früher auftretende Verfärbung nach blau (evtl. grün durch Urinfarbe) spricht für eine massive Leukozyturie.

Beurteilung:
negativ: keine Farbveränderung (weiß)
positiv: Farbveränderung nach blau
Die Farbtöne geben die Anzahl der Leukozyten/μl Harn an.

Fehlerquellen:
— falsch-positive Reaktion durch falsche Uringewinnung
— gestörte Farbreaktionen (falsch negatives Ergebnis) durch Albumine, Ascorbinsäure und Ketone.

6.4.9 Quantitative Blutzellbestimmung (Addis-Count)

Da für die Diagnostik einiger Nierenerkrankungen die obigen Bestimmungen sowie die Harnsedimentuntersuchung auf Leukozyten nicht ausreichen, kann diese zusätzliche Methode angewandt werden. Weiterhin eignet sie sich sehr gut für die Pädiatrie (Kinderheilkunde), da nur sehr wenig Harn für die Untersuchung benötigt wird.

Prinzip:
Die Zählkammer wird mit Harn gefüllt und anschließend werden die vorhandenen Zellen ausgezählt.

Geräte und Substanzen:
Fuchs-Rosenthal-Zählkammer, geschliffenes Deckglas, Mikroskop mit Objektiven 10:1, 40:1.

Durchführung:
• Zur Untersuchung frischen Harn verwenden. Das Volumen des Harns und die Art der Gewinnung (Morgen-, Mittelstrahl-, Katheter- oder Sammelurin) muß genau angegeben werden.

• Den gut gemischten, nicht zentrifugierten Harn in die Zählkammer füllen
oder
• 10 ml Harn zentrifugieren, anschließend durchmischen, 9 ml abnehmen und verwerfen. Von dem Rest 1 μl in eine Zählkammer füllen und die Leukozyten unter dem Mikroskop auszählen.

Berechnung:
Die Anzahl der Leukozyten in der gesamten Zählkammer auszählen, das Ergebnis notieren.
Anschließend erfolgt die Umrechnung auf das Volumen von 1 mm^3 bzw. 1 μl.
Seitenlänge der gesamten Kammer: 4 mm
Kammertiefe: 0,2 mm, Kammervolumen: 3,2 mm^3

$$\Sigma \text{ gezählte Zellen} : 3,2$$
$$= \text{Leukozyten/μl Urin}$$

Beurteilung:

Normalwerte	
Leukozyten	< 10/μl
Erythrozyten	< 5/μl

Bestimmung der Zellexkretion pro Zeiteinheit

Diese Bestimmung erfolgt bei Erwachsenen und Kindern und beruht auf dem oben beschriebenen Prinzip.
Hierbei wird der Harn über ca. 5 Std. (mind. 3 bis max. 9 Std.) gesammelt und eine Bestimmung der Ausscheidung von Leukozyten und Erythrozyten in der bestimmten Menge und Zeit vorgenommen. Bei dieser Bestimmung muß dem Patienten Bettruhe verordnet werden, denn körperliche Aktivitäten führen zu einer zusätzlichen Zellexkretion und verfälschen das Ergebnis.

Normalwerte	
Leukozyten	4000/Min.
Erythrozyten	2000/Min.

Aufgabe: Beschreiben Sie den qualitativen und quantitativen Blutzellnachweis im Harn!

6.5 Untersuchung des Harnsediments

Neben den gelösten Bestandteilen, auf die in den vorherigen Untersuchungen vorwiegend eingegangen wurde, befinden sich im Harn zelluläre und kristalline Bestandteile, die schwerer als Wasser sind und sich mit der Zeit (oder nach dem Zentrifugieren) am Boden des Urinsammelgefäßes absetzen (sedimentieren).

Das Harnsediment wird auf Vermehrung der physiologischen und Vorkommen von pathologischen Bestandteilen mikroskopisch untersucht.

Besonders bei einem positiven Eiweißbefund im Harn ist diese Untersuchung von großer Bedeutung, denn das Harnsediment kann Aufschluß über die Herkunft der Eiweiße geben (z. B. Zellen, Mikroorganismen).

Prinzip:

Durch Zentrifugieren reichern sich die zellulären und kristallinen Bestandteile im Harnsediment an und werden anschließend unter dem Mikroskop betrachtet, wobei die einzelnen Bestandteile und deren Anzahl notiert werden.

Geräte und Substanzen:

Zentrifuge und Zentrifugenröhrchen,
Pipette,
Objektträger und Deckglas,
Mikroskop mit Objektiven 10:1 und 40:1.

Durchführung:

● Es wird Mittelstrahlurin verwendet, der am Morgen gewonnen wurde. Der Harn sollte stets frisch sein (nicht älter als 3 Std.), da langes Stehen die Bestandteile verändert (z. B. Wachstum der Mikroorganismen).

● Den Harn in ein Zentrifugenröhrchen pipettieren, so daß es zu 3/4 gefüllt ist. Anschließend 3—5 Min. bei 2000 U/Min. zentrifugieren.

● Nach dem Zentrifugieren den Überstand in einem Zug kräftig abgießen (dekantieren). Dabei verbleibt ein Rest an Flüssigkeit im Röhrchen, mit dem das Sediment aufgeschüttelt wird.

● In die Mitte eines sauberen Objektträgers einen Tropfen des Harnsediments bringen und mit einem Deckglas luftblasenfrei abdecken.

● Unter dem Mikroskop bei 40facher Vergrößerung ca. 20—30 Gesichtsfelder durchmustern. Die Bestandteile und deren Anzahl notieren.

Beurteilung:

Der Befund wird folgendermaßen angegeben (durchschnittlich pro Gesichtsfeld):

Epithelien Zylinder Blutzellen	Kristalle Mikroorganismen
0	0
0—1	(+)
1—4	+
5—15	++
15—50	+++
über 50	massenhaft

Bestandteile des Harnsediments

zelluläre Bestandteile

Epithelien der ableitenden Harnwege	in geringen Mengen physiologisch
Zylinder	meist pathologisch
Zylindroide	physiologisch
Erythrozyten	0-1/Gesichtsfeld physiologisch
Leukozyten	1-4/Gesichtsfeld physiologisch
Mikroorganismen Bakterien	z. T. physiologisch, in großer Anzahl jedoch pathologisch
Hefen	pathologisch
Trichomonaden	pathologisch
evtl. Samenzellen	physiologisch

kristalline Bestandteile

Oxalsäurekristalle Harnsäurekristalle Phosphatkristalle	} physiologisch
Cystinkristalle Leucinkristalle Tyrosinkristalle	} pathologisch

6.5.1 Zelluläre Bestandteile

Erythrozyten:
pathologisch ab 2 Erythrozyten/Gesichtsfeld, vermehrt bei Glomerulonephritis und mechanischen Verletzungen durch Nierensteine;
ohne Kern, kleiner als Leukozyten, doppelt konturierter Rand;
bei stark konzentriertem Harn in Stechapfelform auftretend, bei niedrig konzentriertem Harn als „Schatten" erscheinend.

Leukozyten:
pathologisch ab 5 Leukozyten/Gesichtsfeld, vermehrt bei Harnwegsinfektionen und Nierenbeckenentzündungen; erkennbarer Zellkern und Granula, größer als Erythrozyten, Zellmembran ungleichmäßig und unscharf begrenzt.

Epithelien:
Plattenepithelien der ableitenden Harnwege:
pathologisch ab 5 pro Gesichtsfeld;
bei akuten und chronischen Entzündungen der Harnwege.
Übergangsepithelien aus Nierenbecken, Harnleiter, Harnblase und Harnröhre:
bei Leukozyturie ein Hinweis für einen entzündlichen Prozeß im Bereich der ableitenden Harnwege; bei Kernanomalien besteht Malignom-Verdacht.

Zylinder:
meist pathologisch, bei Nierenerkrankungen, aus den Tubuli stammend;
unterschiedlich längliche Gebilde, zylindrisch geformt, von unterschiedlicher Länge, Dicke und Zusammensetzung (z. B. Serumprotein mit Zellen und Zellresten) bei defekter Rückresorption in den Nieren;
Hyaline Zylinder:
durchscheinend, farblos, scharf begrenzt, bei Nierenerkrankungen sowie bei Gesunden nach sehr starker körperlicher Anstrengung.
Wachszylinder:
leicht gelblicher Farbton, charakteristische Einkerbungen und Einrisse, stark lichtbrechend; bei fortgeschrittener Niereninsuffizienz und bei neubeginnender Diurese nach Anurie.

Bestandteile des Harnsediments:

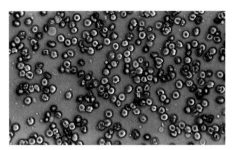

Erythrozyten

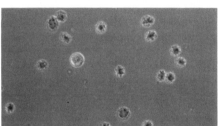

Erythrozyten, Stechapfelform

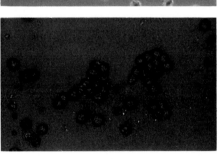

Leukozyten

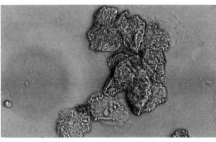

Plattenepithelien

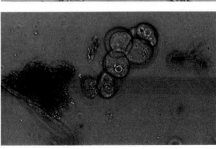

Übergangsepithelien

Hyaline Zylinder

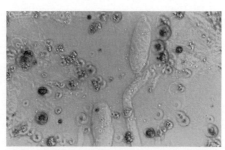

Wachszylinder

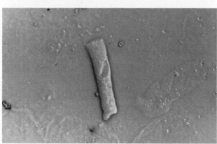

Zellzylinder
(Erythrozytenzylinder)

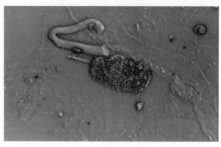

Ammonium-
hydrogenurat

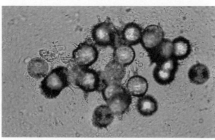

Harnsäurekristalle
(Uricit)

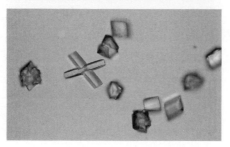

Granulierte Zylinder:
fein bis gröber granuliert durch Einlage-
rungen von Zellresten, bei Nierenentzündungen (Mark und Rinde).
Zellzylinder:
Einlagerung verschiedener Zellen, z. B.:
Leukozytenzylinder bei bakteriell verur-
sachten Nierenentzündungen, Erythrozytenzylinder bei Glomerulonephritis (leicht
gelblich).

Zylindroide:
nicht pathologisch; keine diagnostische
Bedeutung;
fadenförmige Gebilde, die wie Zylinder
aussehen, jedoch stark „ausschwänzen";
unscharfe Konturen; bestehen z. T. aus
Schleim, Fett, Eiweiß.

Bakterien:
pathologisch, bei Harnwegsinfektionen;
sehr kleine, runde oder längliche Gebilde,
1—2 μm groß, z. T. beweglich; mikrobiolo-
gischer Nachweis muß erfolgen.

Hefezellen:
pathologisch, bei Infektionen oder auch
Verunreinigungen; oval, milchig trüb, liegen aneinandergereiht vor, was durch die
Sprossenbildung bedingt ist;
ähnlich den Erythrozyten, haben jedoch
keinen doppelt konturierten Rand.

Trichomonaden:
immer pathologisch, bei Trichomonaden-
infektion;
bewegliche Protozoen, 15—30 μm groß.

6.5.2 Kristalline Bestandteile

Hierzu gehören überwiegend die Salze,
die auch bei Gesunden zu finden sind. Im
Mikroskop sichtbar sind jedoch nur die
ungelösten Salze, die als Kristalle vorliegen: einige haben ganz charakteristische
Formen und können namentlich angegeben werden (z. B. Ammoniumhydrogen-
urat), andere haben keine bestimmte
Form und werden als **amorph** (formlos)
bezeichnet, z. B. Ziegelmehlsediment.

Physiologische Kristalle

Harnsäurekristalle:
(Harnsäure = Abbauprodukt des Nuklein-

säurestoffwechsels); relativ groß, gelb-
braun gefärbt, unterschiedlich geformt,
z. B. rhombisch, Hanteln- oder Rosetten-
form, viereckige Tafeln.

Oxalsäurekristalle (Calciumoxalate):
(Oxalsäure = Abbauprodukt des Stoff-
wechsels, Nahrungsmittelbestandteil)
farblos, stark lichtbrechend, unterschiedlich groß, häufig auch sehr klein, variie-
rende Form, z. B. oval- oder sanduhrför-
mig, Briefkuvertform.

Phosphatkristalle (Tripelphosphate):
(Phosphor = Knochenbestandteil, Nah-
rungsbestandteil u. a.)
farblos, stark lichtbrechend, unterschiedlich groß, sargdeckelförmig.

Pathologische Kristalle

Hierbei handelt es sich z. B. um Kristalle
von Aminosäuren. Aminosäuren werden
normalerweise in der Leber abgebaut und
nicht oder nur in sehr geringen Mengen
über die Nieren ausgeschieden.

Cystinkristalle:
bei Proteinstoffwechselstörungen oder
Nierensteinen;
farblos, Form von sechseckigen Tafeln.

Leucin- und Tyrosinkristalle findet man
ganz selten. Sie können bei Lebererkrankungen und Phosphorvergiftungen auftreten.

Fallbeispiel 1 (S. 46): *Bei der Patientin wurden im Harnsediment massen-
haft Bakterien gefunden, wodurch
sich der Verdacht auf eine Harnwegsinfektion bestätigt hat.*

Aufgaben:
1. Beschreiben Sie die Arbeitsgänge
bei der Untersuchung des Harnsediments!
2. Welche Bestandteile können im
Harnsediment eines gesunden Menschen vorkommen, welche Bestandteile sind pathologisch?

Harnsäurekristall
(Harnsäuredihydrat)

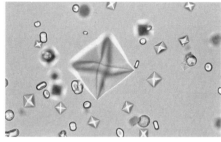

Oxalsäurekristalle
(Calciummoxalat)

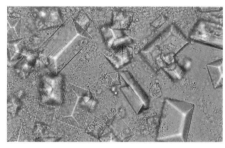

Phosphatkristalle
(Magnesium-
ammoniumphosphat-
hexahydrat = Struvit)

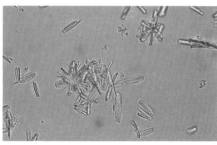

Phosphatkristalle
(Calciumhydrogen-
phosphatdihydrat
= Brushit)

Cystinkristalle

7 Blutuntersuchungen

Das Blut ist ein flüssiges Organ, das mit Hilfe des stark verzweigten Blutgefäßsystems alle Körperzellen miteinander verbindet. Wie alle anderen Körpergewebe besteht auch das Blut aus Zellen und Zwischenzellflüssigkeit — den Blutzellen und dem Blutplasma.

Das Blutvolumen des Menschen beträgt ca. 7—8 % des Körpergewichtes, bei einem Gewicht von 60 kg sind es etwa 4,5 l. Davon entfallen auf die Blutzellen etwa 45 %, auf das Blutplasma 55 %.

Bei vielen Erkrankungen treten Veränderungen in der Blutzusammensetzung auf:
— der Anteil der Leukozyten ist erhöht, z. B. bei Leukämien oder auch bei Infektionen
— der Anteil der Erythrozyten ist vermindert, z. B. bei Anämien
— bestimmte Stoffe treten erhöht im Blut auf (z. B. Glukose beim Diabetiker), oder andere sind erniedrigt (z. B. Hormone oder Abwehrstoffe).

Daher ist es wichtig, die einzelnen Blutbestandteile des Patienten zu untersuchen, damit der Arzt aus den Ergebnissen Rückschlüsse auf bestimmte Erkrankungen ziehen und so den Patienten erfolgreich behandeln kann.

Bestandteile des Blutes und ihre Funktion

Blut-plasma	Wasser	Stofftransport Wärmeregulation
	anorganische Salze (z. B. NaCl)	Regulation des Säure-Basen-Haushaltes und des osmotischen Druckes
	Kohlenhydrate (z. B. Glukose) Proteine (Eiweiße) Fette und fettähnliche Stoffe Vitamine Spurenelemente (z. B. Fe) Hormone	Nähr- und Wirkstoffe, die zu den Orten des Verbrauchs transportiert werden
	Abbauprodukte	Stoffwechselendprodukte, die zu den Ausscheidungsorganen transportiert werden
	Plasmaproteine: Albumine	Abwehrfunktion, Stofftransport Regulation des osmotischen Druckes
	Globuline	Abwehrfunktion, Stofftransport
	Prothrombin und Fibrinogen	Blutgerinnung
Blut-zellen	Erythrozyten	Transport von Sauerstoff und Kohlendioxid
	Leukozyten: Monozyten Lymphozyten Granulozyten — basophile Gr. — eosinophile Gr. — neutrophile Gr. — stabkernige n. Gr. — segmentkernige n. Gr.	Abwehrfunktion
	Thrombozyten	Blutgerinnung

7.1 Blutentnahme

In der Praxis werden zwei Möglichkeiten der Blutgewinnung unterschieden:
— die Kapillarblutentnahme und
— die Venenblutentnahme.

Die Art der Entnahme richtet sich nach der erforderlichen Untersuchungsmethode und der dafür benötigten Blutmenge.

Um möglichst eindeutige und aussagefähige Ergebnisse zu erzielen, sollte der Patient darauf hingewiesen werden, daß er ca. 12 Stunden vor der Entnahme keine Mahlzeiten und Getränke zu sich nehmen sowie das Rauchen unterlassen sollte, da diese Faktoren die Untersuchungsergebnisse negativ beeinflussen können. Man spricht davon, daß der Patient **nüchtern** erscheinen soll. Die günstigste Zeit der Nüchternblutentnahme ist morgens zwischen 8.00 und 9.00 Uhr.

Entnommenes Blut ist immer als infektiös anzusehen. Deshalb muß beim Umgang mit entnommenen Blut sehr vorsichtig vorgegangen werden, um die Möglichkeit von Infektionen auszuschließen. Es müssen grundsätzlich Handschuhe (sterile Einmalhandschuhe) getragen werden.

Die Entnahmetechnik sowie die gewünschten Untersuchungen müssen auf dem Befundschein unbedingt vermerkt werden, da die hämatologischen Ergebnisse von Kapillar- und Venenblut voneinander abweichen. Bei wiederholten Untersuchungen ist stets die gleiche Entnahmetechnik und Entnahmestelle (z. B. Ohr) anzuwenden.

7.1.1 Kapillarblutentnahme

Die Kapillarblutentnahme kann an folgenden Stellen am Körper erfolgen:
— am Ohrläppchen (schmerzunempfindlich, Blut fließt gut)
— an der Fingerbeere (schmerzempfindlich, Blut fließt nicht so gut)
— bei Säuglingen an der Ferse (mediale Kante).

Geräte und Substanzen:
Alkohol (70 %),
ausreichend Tupfer,
sterile Einmal-Blutlanzetten,
Einmalentnahme-Kapillare,
Blutmischpipette,
Pipettierhilfe,
Blockschälchen,
Untersuchungsspezifische Lösungen in Röhrchen oder Küvetten,
Pflaster,
Einmalhandschuhe.

Durchführung:
● Die Entnahmestelle wird z. B. mit Alkohol desinfiziert und an der Luft getrocknet.
● Mit der sterilen Blutlanzette wird z. B. an der Fingerbeere schnell ca. 2—3 mm tief eingestochen, so daß das Blut spontan herausfließt. **Durch Quetschen wird das Ergebnis verfälscht, da Gewebewasser mitaustritt.** Sind die Finger das Patienten schlecht durchblutet, sollte der Entnahmefinger vor der Entnahme gründlich massiert werden, um die Durchblutung anzuregen. Tritt das Blut nicht spontan aus, muß unmittelbar neben der ersten Einstichstelle ein zweiter Versuch erfolgen, bei dem etwas tiefer eingestochen wird.
● Die ersten 1—2 Bluttropfen werden verworfen, indem sie mit einem trockenen

Übersicht der Blutuntersuchungen

Blutkörperchensenkungsgeschwindigkeit	— Absinkgeschwindigkeit der Blutkörperchen

Untersuchungen zum Blutstatus

Hämatokritbestimmung	— Verhältnis des Erythrozytenanteils zum gesamten Blut
Hämoglobinbestimmung	— Gesamtfarbstoffgehalt der Erythrozyten im Blut
MCH-Berechnung	— Durchschnittlicher Farbstoffgehalt eines Erythrozyten (**M**ittleres **c**orpuskuläres **H**ämoglobin; corpus lat. — Körper)
MCHC-Berechnung	— Durchschnittliche Farbstoffkonzentration in einer bestimmten Menge Erythrozyten (**M**ittlere **c**orpuskuläre **H**ämoglobinkonzentration, engl. **c**oncentration)
MCV-Berechnung	— Durchschnittliches Volumen eines Erythrozyten (**M**ittleres **c**orpuskuläres **V**olumen)
Zellzählung	— Anzahl der Erythrozyten, Leukozyten und Thrombozyten
Differentialblutbild	— Anzahl der verschiedenen Leukozytenarten — Form und Gestalt der Leukozyten und Erythrozyten

Untersuchungen zur Blutgerinnung

Quick-Test (TPZ-Test)	— **T**hrombo**p**lastin**z**eit
PTT-Test	— **P**artielle **T**hromboplastinzeit (engl. **t**ime)

Klinisch chemische Untersuchungen

Enzymatische Bestimmungen	— Bestimmung der Enzymaktivitäten
Substratbestimmungen	— Bestimmung der Substratkonzentrationen
Elektrolytbestimmungen	— Bestimmungen des Elektrolytgehaltes

Tupfer abgewischt werden. Sie enthalten Gewebetrümmer und Gewebewasser. Das danach austretende Blut wird zur Untersuchung verwendet.
● Zum Aufsaugen des Blutes werde saubere und trockene Entnahmepipetten (Mischpipetten) oder sterile Einmalkapillaren verwendet (mit Pipettierhilfe).
Die Pipettenspitze darf die Haut nicht berühren, muß jedoch ganz in den Bluttropfen eintauchen, da sonst Luftblasen in die Pipette bzw. Kapillare gelangen und das Volumen verfälschen.

Abb. 7.1:
Kapillarblutentnahme
an der Fingerbeere

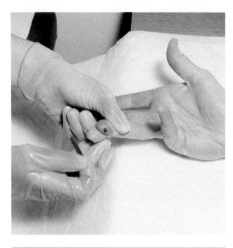

Die jeweils benötigte Blutmenge muß
genau abgemessen werden! Nach der
Blutentnahme kann die Menge korrigiert werden, indem mit dem Tupfer
etwas Blut abgesaugt wird.

● Das entnommene Blut kann mit einer
bestimmten Menge vorbereiteter Verdünnungsflüssigkeit verdünnt werden, wobei
die Pipette oder Kapillare 3—4 mal mit der
Verdünnungsflüssigkeit ausgewaschen
werden muß, um die exakte Übertragung
der entnommenen Blutmenge zu gewährleisten.

Die Durchführung der Blutentnahme
und Weiterverarbeitung für bestimmte
Untersuchungsmethoden muß zügig
erfolgen, da sonst die Blutgerinnung
einsetzt und Kapillare bzw. Pipette
verstopft.
Für die Diagnostik darf nur ungeron-
nenes Blut verwendet werden!

Verwendung:
Bei dieser Entnahmetechnik wird der
Patient nicht so belastet wie bei der Ve-
nenblutentnahme, da nur kleine Mengen
Blut gewonnen werden. Sie sollte in erster
Linie für Einzelbestimmungen oder häufig
zu wiederholende Kontrolluntersuchun-
gen angewandt werden, z. B.:
— Blutzuckerbestimmung
— hämatologische Untersuchungen

— Gerinnungszeitbestimmung
— Untersuchungen in der Trockenchemie.

Fehlerquellen:
— Die Entnahme kann fehlerhaft sein
durch Gewebewasser, Luftblasen, ungenaues Aufsaugen, keine Reinigung
der Pipettenspitze und unzureichende
Durchmischung der Pipette.
— Das Blut kann bei zu langsamem Arbeiten gerinnen.

7.1.2 Venenblutentnahme

Für eine große Anzahl von Untersuchungen werden größere Blutmengen benötigt. Diese werden durch Punktion der
Kubitalvene (Ellenbogenvene) entnommen. Bei Säuglingen und Kleinkindern
kann die Entnahme an einer Kopfvene
erfolgen (Vorschriften s. Kap. 2.1).
Für verschiedene Untersuchungen muß
das Blut besonders aufgearbeitet werden,
um eindeutige Untersuchungsergebnisse
zu erzielen. Bei manchen Untersuchungen wirken bestimmte Blutbestandteile
störend und müssen vorher entfernt
werden (z. B. die Blutkörperchen).

Man unterscheidet Vollblut-, Plasma- und
Serumgewinnung.

Vollblutgewinnung

Vollblut = Blutplasma und Blutzellen

Zum längeren Aufbewahren und für einige
Untersuchungen muß das Vollblut ungerinnbar gemacht werden. Im frisch entnommenen Blut setzt nach kurzer Zeit die
Blutgerinnung ein, an der unter anderem
die Thrombozyten und verschiedene Gerinnungsfaktoren beteiligt sind. In mehreren Schritten erfolgt die Bildung des Blut-
kuchens: Die Thrombozyten ballen sich
zusammen und verschiedene Gerinnungsfaktoren werden aktiviert. Aus dem
Prothrombin entsteht unter Mitwirkung
anderer Faktoren (z. B. Calcium-Ionen)
das Thrombin. Thrombin bewirkt die
Umwandlung von Fibrinogen in Fibrin,
welches dann die zusammengeballten
Thrombozyten verfestigt.

Durch Zusatz von gerinnungshemmenden Mitteln **(Antikoagulanzien:** anti gr. − gegen; coagulare lat. − gerinnen machen), werden die Calcium-Ionen gebunden, so daß die Blutgerinnung gehemmt wird.
Ungerinnbar gemachtes Vollblut wird für hämatologische und klinisch-chemische Untersuchungen eingesetzt.

Geräte und Substanzen:
Alkohol (70 %),
ausreichend Tupfer,
sterile Einmalentnahmespritze mit Kanüle (Blutabnahmesystem)
sterile Auffangröhrchen,
Staubinde (Armmanschette),
evtl. Kissen,
Pflaster,
Einmalhandschuhe,
gerinnungshemmende Mittel (Antikoagulanzien: EDTA in 1%iger Lösung oder als Pulver oder Na-Citrat in 3,8%iger Lösung oder Heparin.

Durchführung:
● Der Arm des Patienten muß locker auf dem Tisch oder einem Kissen liegen. Die Entnahmestelle wird desinfiziert und muß anschließend trocknen. Die Faust des Patienten muß geballt sein.
● Die Kubitalvene wird am Oberarm mit der Staubinde gestaut (etwa 30 Sek.), wodurch sie meist deutlich sichtbar oder fühlbar wird.
● Mit der sterilen Kanüle wird in die Vene gestochen und die erforderliche Blutmenge entnommen.
Die Stauung darf nicht zulange erfolgen, da sonst fehlerhafte Werte bei den Untersuchungen auftreten. Für hämatologische oder gerinnungsphysiologische Untersuchungen wird ungestautes Blut verwendet.
● Nach der Entnahme der gewünschten Blutmenge wird die Stauung gelöst und die Kanüle schnell aus der Einstichstelle gezogen. Danach wird zur Blutstillung 5−10 Min. ein Tupfer fest auf die Einstichstelle gedrückt. Anschließend wird sie mit einem Heftpflaster zum Schutz bedeckt.

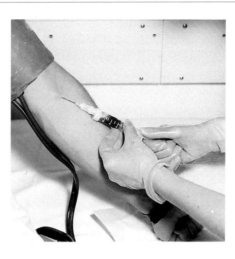

Abb. 7.2:
Venenblutentnahme in der Ellenbeuge

Grundsätzlich muß bei allen Entnahmetechniken eine Hämolyse des Blutes (Zerfallen der Erythrozyten) vermieden werden: Man läßt das Blut aus der Spritze (ohne Kanüle) an der Wand eines trockenen Auffanggefäßes herunterlaufen. Es darf sich dabei kein Schaum bilden. Hämolytisches Blut ist unbrauchbar für Untersuchungen!
Heute gibt es auch Blutentnahmesysteme, die ein Umfüllen des Blutes überflüssig machen.

● Zur Gerinnungshemmung wird das Blut nach oder während der Entnahme mit gerinnungshemmenden Mitteln (s. o.) in einem bestimmten Mischungsverhältnis versetzt.
In der Praxis haben sich mit EDTA-beschichtete Röhrchen bewährt, in die das Blut sofort entnommen wird (EDTA-Ethylendiamintetraazetat).
Falls keine vorbehandelten Röhrchen verwendet werden, wird in der Spritze vor der Blutentnahme 1 Teil Antikoagulanz vorgelegt und dann 9 Teile Blut nachgezogen.
Die Durchmischung erfolgt in beiden Fällen durch gründliches und vorsichtiges Hin- und Herkippen. Schütteln muß vermieden werden, da sonst die Blutzellen zerstört werden.

Plasmagewinnung

> Plasma = Vollblut ohne Blutzellen

Das Plasma wird nur für die Gerinnungs-analytik verwendet.

Geräte und Substanzen:
siehe Vollblutgewinnung,
Zentrifuge,
2 Zentrifugenröhrchen.

Durchführung:
● Die Blutentnahme erfolgt wie bei der Vollblutgewinnung.
● Das Blut wird ungerinnbar gemacht. Danach erfolgt eine Auftrennung des Blutes in zwei Schichten (Phasen) — Plasma und Blutzellen — entweder durch längeres Stehenlassen (die festen Bestandteile setzen sich unten ab) oder durch Zentrifugieren.
● Das ungerinnbar gemachte Blut wird in der Zentrifuge 10 Min. bei 3000 Umdrehungen/Min. zentrifugiert.

Serumgewinnung

> Serum = Plasma ohne Fibrinogen

Serum wird für viele chemische, immunologische, serologische und bakteriologische Untersuchungen eingesetzt.

Geräte und Substanzen:
siehe Vollblutgewinnung (ohne Antikoagulanzien),
Zentrifuge,
2 Zentrifugenröhrchen.

Durchführung:
● Die Blutentnahme erfolgt wie bei der Vollblutgewinnung.
● Zur Serumgewinnung muß das Blut gerinnen. Der Gerinnungsvorgang dauert im Glasröhrchen etwa 30 Min. (in Plastikröhrchen etwa 2 Std.). Der Vorgang kann durch den Zusatz von Separationshilfen (z. B. Plastikkügelchen) beschleunigt werden.
● Nach Abschluß des Gerinnungsvorganges wird das Blut durch Zentrifugieren (10 Min. bei 3000 Umdrehungen/Min.)

in die Phasen Blutkuchen und Serum getrennt.
● Danach muß das Serum vorsichtig abgenommen werden (Pipettieren, Dekantieren, Trennfilter). Es darf keine Zellen mehr enthalten.

Aufbewahrung von Blut

— Blut ohne gerinnungshemmende Mittel darf nicht lange aufbewahrt werden (Wachstum der Mikroorganismen).
— Blut darf nicht eingefroren werden (Zerstörung der Blutzellen und Enzyme).
— Serum und Plasma können aufbewahrt (bei +4 °C für 1—2 Tage) und eingefroren werden (bei —20 °C für max. 32 Wochen).
— EDTA-Blut muß nach der Entnahme gut durchmischt werden und kann bei Raumtemperatur
  — für die Hämoglobinbestimmung 7 Tage
  — für die Zellzählung (Erythrozyten und Leukozyten) bis 24 Std. aufbewahrt werden.
  — Für das Differentialblutbild muß der Blutausstrich nach spätestens 4 Std. erfolgen, da die Zellen durch das EDTA verändert werden.

Fehlerquellen:
— Ungerinnbar gemachtes Blut wurde vor der Untersuchung nicht gut durchmischt.
— Bei der Entnahme haben sich Blutgerinnsel gebildet.

Aufgaben:
1. Beschreiben Sie die Durchführung der Kapillar- und Venenblutgewinnung!
2. Nennen Sie Vor- und Nachteile der beiden Methoden!
3. Erklären Sie die Begriffe Vollblut, Plasma und Serum!
4. Nennen Sie die Gewinnungsmethoden für Vollblut, Plasma und Serum!
5. Für welche Untersuchungsmethoden werden Vollblut, Plasma und Serum eingesetzt?

schnellsenkung:

- 45°
- 7 min
- 11 min

7.2 Blutkörperchensenkungs-geschwindigkeit (BSG)

Im ungerinnbar gemachten Blut setzen sich die Blutzellen in Abhängigkeit von ihrem spezifischen Gewicht langsam am Boden ab. Die Plasmaeiweiße bilden ein Netz, durch das die Blutzellen absinken: Zunächst sedimentieren die schweren Erythrozyten. Über ihnen lagern sich als schmale weiße Trübung die leichteren Leukozyten und Thrombozyten ab. Darüber befindet sich das Blutplasma.

Beim gesunden Menschen erfolgt das Absinken der Blutkörperchen in einer bestimmten Geschwindigkeit (BSG). Durch Krankheitsprozesse im Körper kann sich diese Geschwindigkeit ändern.

Prinzip:

Methode nach **Westergreen:** Eine bestimmte Menge mit Citrat ungerinnbar gemachtes Blut wird in die Blutsenkungspipetten gefüllt und in die Senkungsständer nach Westergreen gestellt. Nach jeweils 1 und 2 Std. erfolgt die Ablesung der BSG an der Einteilung der Pipette.

Geräte und Substanzen:

Spezielle BSG-Einmalspritzen (2 ml) mit 0,4 ml 3,8 %iger Na-Citratlösung, zugehörige Senkungspipette mit mm-Skala und Kolbenhülse, zugehöriger Senkungsständer nach Westergreen mit Zubehör.

Durchführung:

Die speziellen im Handel erhältlichen BSG-Einmalspritzen dienen der Blutentnahme sowie als Aufnahme- und Füllgefäße für die Senkungspipette. Für die Untersuchung wird Nüchternblut benötigt, da vorher eingenommene Mahlzeiten das Ergebnis verfälschen.

● Bei der Blutentnahme den Kolben der BSG-Einmalspritze bis zum Anschlag ziehen und 1,6 ml Blut aufnehmen, wodurch die vorgeschriebene Verdünnung von 1:5 erreicht wird. Den Inhalt durch Schütteln gut durchmischen.

● Auf die BSG-Spritzeneinheit eine Senkungspipette mit Kolbenhülse stecken. Durch Drehen der Kolbenhülse das Citratblut ohne Umfüllen und Kontaminationsgefahr direkt in die Senkungspipette füllen und den Flüssigkeitsspiegel genau einstellen. Die Pipette enthält zur Sicherheit einen Entlüftungsstopfen.

● Die BSG-Pipetteneinheit in den Senkungsständer stellen. Die Pipetten müssen genau senkrecht und ruhig stehen und dürfen nicht der Sonne ausgesetzt sein.

Beurteilung:

Nach 1 und 2 Std. wird an den Senkungspipetten die Höhe der Erythrozytensäule am unteren Meniskus in mm abgelesen (bei 25 °C).

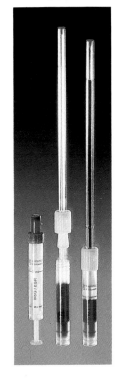

Abb. 7.3:
BSG-Einmalspritze,

Einmalspritze
mit aufgesteckter
Senkungspipette und
Kolbenhülse,

mit Citratblut gefüllte
Senkungspipette

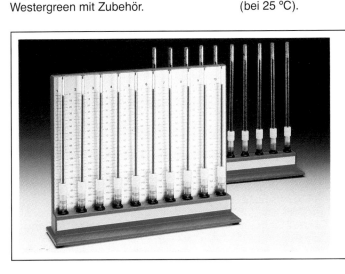

Abb. 7.4:
Senkungsständer
nach Westergreen

Zusätzlich werden noch Besonderheiten vermerkt, wie z. B. eine Serumtrübung, eine Gelbfärbung (Bilirubin), Merkmale des Leukozytenüberstandes und der Schleiertrübung.

Die BSG ist als Suchtest für Erkrankungen anzusehen und kann nur orientierend sein. Bei einem normalen Befund ist eine Erkrankung nicht auszuschließen. Es müssen bei klinischem Verdacht weitere Untersuchungen folgen.

Normalwerte bei Erwachsenen

	Frauen	Männer
1-Stunden-Wert	4—11 mm	3— 7 mm
2-Stunden-Wert	6—20 mm	5—18 mm

Beschleunigung bei
— akuten und chronischen Entzündungen durch einen erhöhten Plasmaeiweißgehalt und eine veränderte Zusammensetzung
— Tumorerkrankungen
— Anämien.

Verlangsamung bei
— Zellvermehrungen der roten Blutkörperchen.

Fehlerquellen:
— ungenaues Mischungsverhältnis beim Aufziehen der Spritze
— Gerinnselbildung in den Röhrchen
— Schaumbildung in den Röhrchen
— Schräglage der Röhrchen
— Temperaturabweichung.

7.3 Blutstatus

Als Blutstatus werden die gesamten Daten eines Patienten über Anzahl, Art und Zusammensetzung der Blutzellen, Anteil des Blutfarbstoffes sowie des Verhältnisses Blutzellen zu Blutplasma bezeichnet.

Je nach Art und Anzahl der durchgeführten Untersuchungen wird in der Praxis zwischen dem kleinen und dem großen Blutbild unterschieden. Diese Einteilung erfolgt jedoch nicht in allen Praxen einheitlich.

Großes Blutbild	Differentialblutbild evtl. Retikulozytenzählung

Kleines Blutbild	— Hämatokritbestimmung
	— Hämoglobinbestimmung
	— Zellzählung:
	  Erythrozyten und Leukozyten
	  evtl. Thrombozyten
	— evtl. Angabe von MCH,
	  MCHC, MCV

Fallbeispiel 3: *In die Praxis kommt eine Patientin, die sehr blaß ist. Sie klagt über ständige Müdigkeit, Erschöpfung und häufige Schwindelanfälle. Nach der Untersuchung veranlaßt der Arzt eine Blutentnahme und eine Bestimmung des Blutstatus.*

Aufgabe: Überlegen Sie, welche Aufgaben die verschiedenen Blutzellen im Körper haben. Warum läßt der Arzt den Blutstatus bestimmen?

7.3.1 Hämatokrit (Hkt)

Der Hämatokritwert (Hkt oder HK) gibt den Erythrozytenanteil des Blutes im Verhältnis zum gesamten Blut an und wird in % (Vol. %) gemessen.

Diese Untersuchung wird vorgenommen, um einen Überblick über die mengenmäßige Verteilung der roten Blutkörperchen zum Blutplasma zu bekommen und wird z. B. bei Verdacht auf hohe Flüssigkeitsverluste oder Anämien durchgeführt.

Prinzip:

In Glaskapillaren wird ungerinnbar gemachtes Blut so lange zentrifugiert, bis eine fast vollständige Trennung der Blutkörperchen und des Plasmas erfolgt ist.

Geräte und Substanzen:

spezielle Hämatokritkapillaren, deren Wand heparinisiert ist,
Spezialkitt zum Verschließen,

Hämatokrit-Zentrifuge,
Ablesevorrichtung
oder
Mikrohämatokrit-Zentrifuge und spezielle
Kapillaren (End-to-end-Kapillaren).

Durchführung:
● Es können verwendet werden:
ungerinnbar gemachtes Venenblut
oder
direkt entnommenes Kapillarblut (hierfür
werden die heparinisierten Kapillaren benötigt, da in ihnen das Blut sofort ungerinnbar wird).
● 2 Hämatokritkapillaren je zu etwa $^3/_4$ mit
gut durchmischtem Blut füllen.
● Das blutfreie Ende der Kapillaren mit
einem Spezialkitt verschließen.
● Beide Kapillaren genau gegenüber in
der Hämatokrit-Zentrifuge lagern (La-
stenausgleich), mit dem Kittende nach
außen.
● 5—10 Min. bei 10 000 bis 20 000 Umdre-
hungen/Min. zentrifugieren.

Auswertung/Beurteilung:
Die Kapillaren werden so in die Ablesevorrichtung gebracht, daß das untere Ende
der Erythrozytensäule mit der 0 %-Marke
und das obere Ende der Plasmasäule mit
der 100 %-Marke übereinstimmt.
Der Hämatokrit wird nun am oberen Ende
der Erythrozytensäule in % abgelesen.
Bei Fehlen der Ablesevorrichtung wird
das Ergebnis nach dem Dreisatz berechnet.
Bei einigen Hämatokrit-Zentrifugen befindet sich eine Ablesescheibe direkt auf
dem Schleuderteller der Zentrifuge.
Die Ergebnisse beider Kapillaren dürfen
nicht mehr als 2 % voneinander abweichen. Als endgültiges Ergebnis wird der
Mittelwert von beiden Kapillaren gebildet.

Normalwerte bei Erwachsenen		
Frauen	35—45 %	(Vol. %)
Männer	40—50 %	(Vol. %)

SI-Einheiten
Frauen 0,35—0,45 l Erythrozyten/l Vollblut
Männer 0,40—0,50 l Erythrozyten/l Vollblut
(Umrechnungsfaktor 0,01)

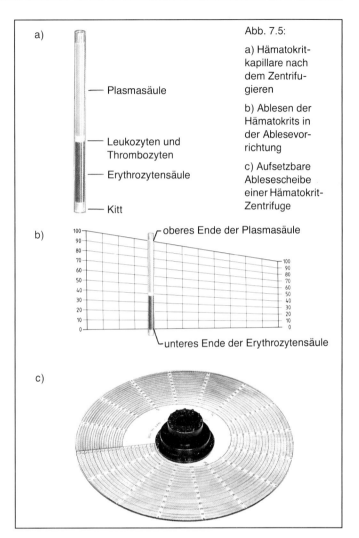

Abb. 7.5:

a) Hämatokrit-
kapillare nach
dem Zentrifu-
gieren

b) Ablesen der
Hämatokrits in
der Ablesevor-
richtung

c) Aufsetzbare
Ablesescheibe
einer Hämatokrit-
Zentrifuge

Verminderung des Wertes, z. B. durch
— Vermehrung des Plasmavolumens, wie
nach großen Blutverlusten und nach-
folgendem Einstrom von Gewebewasser in die Gefäße
— Verminderung der Erythrozyten, wie
bei Anämien.

Erhöhung des Wertes, z. B. durch
— Vermehrung der Erythrozyten, wie bei
Polyglobulie
— Verminderung des Plasmavolumens
bei Flüssigkeitsverlusten, z. B. bei
starkem Erbrechen oder Durchfällen.

Fehlerquellen:
- Kapillarblut ist mit Gewebewasser vermischt (falsche Entnahme)
- entnommenes Blut ist bereits geronnen und wurde nicht richtig mit Gerinnungshemmern durchmischt
- Kapillare ist nicht richtig durch Kittmasse verschlossen (undicht)
- falsches Zentrifugieren (Zeit und Umdrehungszahl)
- falsches Ablesen der Erythrozytensäule.

> **Fallbeispiel 3** (S. 70): *Bei der Hämatokritbestimmung wurde im Blut der Patientin ein Wert von 30 % festgestellt.*

7.3.2 Hämoglobinbestimmung

Hämoglobin ist der rote Blutfarbstoff der Erythrozyten, dessen wichtigster Bestandteil, das Eisenion (Fe 2^+), für die Bindung und den Transport von Sauerstoff und Kohlendioxid im Körper zuständig ist. Bei einem Eisenmangel im Körper kommt es zu einem verminderten Gehalt an Hämoglobin in den Erythrozyten, so daß die Sauerstoffversorgung des Körpers nicht mehr optimal ist.

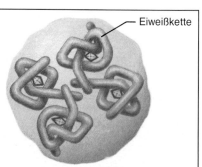

Abb. 7.6:
Schematische
Darstellung
des Hämoglobin-
moleküls

— Eiweißkette

⟨Fe²⁺⟩

Farbstoffkomponente
Häm mit Eisenion

Prinzip:
Mit Hilfe der Reaktionslösung werden
- die Erythrozyten hämolysiert und der Blutfarbstoff Hämoglobin freigesetzt,
- das **Fe-2⁺-Ion** im **Hämo**globin wird durch Kaliumferrizyanid zum **Fe-3⁺-Ion** im **Hämi**globin (Methämoglobin) oxidiert,

— das Hämiglobin bildet mit Kaliumzyanid **(hochgiftig!)** den rotbraunen Farbstoff Hämiglobinzyanid, der ca. 24 Stunden stabil ist und photometrisch bei der Wellenlänge 546 nm gemessen wird.

Geräte und Substanzen:
5 ml Reaktions- bzw. Transformationslösung (bestehend aus Kaliumferrizyanid, Kaliumzyanid (Zyankali!), und Kaliumhydrogenphosphat),

> Wegen des Gehaltes an Kaliumzyanid ist diese Lösung hochgiftig und darf nur mit Sicherheitspipetten unter größter Vorsicht pipettiert werden!

Sicherheitspipette,
Reagenzgläser,
Einmalkapillarpipette (20 µl) oder
Sahli-Pipette für Blut,
Pipettierhilfe,
Tupfer,
Photometer mit Filter 546 nm,
Küvetten von 1 cm Schichtdicke,
Leerwert mit A. dest. oder Transformationslösung mit pH-Wert 7.

Durchführung:
- In 2 Reagenzgläsern (davon 1 Leerwert) je 5 ml Reaktionslösung mit der Sicherheitspipette vorlegen.
(Falls möglich sollte eine Doppelbestimmung vorgenommen werden, d. h. es müssen 3 Reagenzgläser vorbereitet werden).
- Dem Patienten Kapillar- oder Venenblut entnehmen, z. B. Kapillarblut mit der Sahli-Pipette 20 µl.
Das Blut muß immer luftblasenfrei aufgezogen sein! Die Pipettenspitze vom Blut reinigen. Anschließend 20 µl in Reagenzglas I pipettieren und die Pipette mehrmals mit der Reaktionslösung durchspülen.
- Die Reagenzgläser gut durchmischen und danach mindestens 3–5 Min. bei 20–25 °C stehen lassen.
- Die photometrische Messung vorbereiten:
Den Leerwert und die Bestimmungsansätze in die Küvetten füllen.

Den Leerwert in den Strahlengang stellen und die Extinktion auf den Wert 0 einstellen.

Die Doppelansätze gegen den Leerwert bei 546 nm messen.

● Wird der Versuchsansatz nicht sofort abgelesen, können die Reagenzgläser verschlossen und abgedunkelt bis zu 24 Std. bei Raumtemperatur aufbewahrt werden.

Bei Abweichungen des Ergebnisses vom Normalwert oder von der gezählten Erythrozytenzahl muß der Hämoglobingehalt erneut bestimmt werden, falls keine Doppelbestimmung erfolgt ist.

Beurteilung:

Am Photometer wird der Extinktionswert (E) abgelesen.

Die Hämoglobinkonzentration im Blut kann aus einer dem Untersuchungsansatz vom Hersteller beigefügten Tabelle entnommen oder selbst berechnet werden. Da die Bestimmung unter definierten, gleichbleibenden Bedingungen abläuft, wird mit folgender Formel gerechnet:

$$c = E \cdot 36,77 = \text{Hämoglobin g/100 ml Blut}$$
$$c = E \cdot 22,82 = \text{Hämoglobin mmol/l Blut}$$
(Umrechnungsfaktor 0,6205)

(Die Konstante [36,77 bzw. 22,82] errechnet sich aus der Schichtdicke der Küvette, dem Extinktionskoeffizienten für Hämiglobinzyanid, der Blutmenge, dem Verdünnungsfaktor sowie dem Molekulargewicht des Hämoglobins.)

Normalwerte in Abhängigkeit vom Alter	
Neugeborene	bis 24 g/100 ml Blut
Kleinkinder	10—14 g/100 ml Blut
Frauen	12—16 g/100 ml Blut
Männer	14—18 g/100 ml Blut
SI-Einheiten	
Neugeborene	bis 14,90 mmol/l Blut
Kleinkinder	6,21— 8,69 mmol/l Blut
Frauen	7,45— 9,93 mmol/l Blut
Männer	8,69—11,17 mmol/l Blut
(Umrechnungsfaktor 0,6205)	

Verminderung bei allen Anämieformen.

Fehlerquellen:
— Pipettierfehler
— unsaubere Küvetten
— Ablesefehler am Photometer
— Probe zu früh abgelesen
— erhöhte Fett- und Eiweißwerte im Plasma.

> **Fallbeispiel 3** (S. 70): *Bei der Hämoglobinbestimmung wurde im Blut der Patientin ein Wert von 9,5 g/100 ml festgestellt.*

> **Aufgaben:**
> 1. Wo kommt das Hämoglobin im Körper vor und welche Bedeutung hat es?
> 2. Beschreiben Sie das Prinzip der Hämoglobinbestimmung!

7.3.3 Erythrozytenzählung

Es werden drei Methoden unterschieden:
— mikroskopische Bestimmung mit Hilfe einer Zählkammer
— photometrische Bestimmung durch eine Trübungsmessung
— automatisierte Bestimmung mit Hilfe von elektronischen Zählgeräten durch eine Widerstandsmessung.

Die Art der durchgeführten Bestimmung ist abhängig von der Größe des Praxislabors. In Gemeinschaftslabors wird heute nur noch die automatisierte Bestimmung durchgeführt.

Zählkammermethode

Prinzip:

Blut wird in der Erythrozytenpipette mit Hayem'scher Lösung im Verhältnis 1:200 verdünnt. Dabei werden die Leukozyten zerstört und die Erythrozyten deutlicher dargestellt. Anschließend erfolgt die Auszählung der Erythrozyten in der Zählkammer nach Thoma oder Neubauer, die ein genau definiertes Volumen hat.

Bei Patienten mit starker Verminderung der Erythrozytenzahl, z. B. Unfallopfer mit Blutverlust, wählt man das Mischungsverhältnis 1:100.

Geräte und Substanzen:

Erythrozytenpipette mit roter Perle und Eichmarke,
Mikropipettierhelfer (Abb. 4.8),
Tupfer,
Blockschälchen,
Hayem'sche Lösung,
Schüttelgerät für Pipetten,
Zählkammer nach Neubauer (oder Thoma) mit optisch plan geschliffenem Deckglas,
Mikroskop (Objektive 10:1 und 40:1).

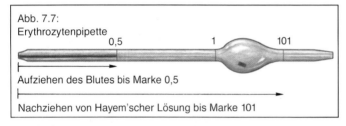

Abb. 7.7:
Erythrozytenpipette

Aufziehen des Blutes bis Marke 0,5

Nachziehen von Hayem'scher Lösung bis Marke 101

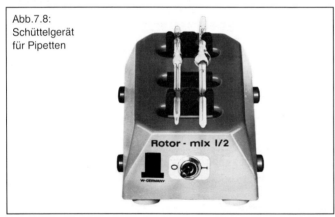

Abb.7.8:
Schüttelgerät
für Pipetten

Rotor · mix I/2
W·GERMANY

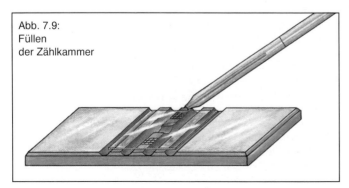

Abb. 7.9:
Füllen
der Zählkammer

Durchführung:

● Vorbereiten der Blockschälchen mit Hayem'scher Lösung.

● Blutentnahme beim Patienten (am besten ist Kapillarblut geeignet, venöses Blut mit Gerinnungshemmern gut durchmischen): Mit der Pipettierhilfe Blut in die Erythrozytenpipette luftblasenfrei bis zur Marke 0,5 aufziehen, Pipettenspitze reinigen und bis zur Marke 101 Hayem'sche Lösung nachziehen (Verdünnung 1:200).

● Pipettierhilfe entfernen, Pipette waagerecht halten, mischen und mindestens 5 Min. auf dem Schüttelgerät durchmischen.

● Vorbereiten der Zählkammer (siehe 4.3.1)

● Füllen der Zählkammer:
Die ersten 3—4 Tropfen aus der Pipette verwerfen. Dann die Pipette schräg am oberen Rand des Mittelstegs kurz vor dem Deckglas aufsetzen. Einen kleinen Tropfen Blutgemisch in die Kammer fließen lassen, bis sie vollständig gefüllt ist. Die Newton'schen Ringe müssen weiterhin sichtbar sein, sonst hat der Hohlraum nicht mehr das definierte Volumen, und der Vorgang muß wiederholt werden.

● Nach dem Füllen 2—3 Min. Sedimentationszeit abwarten, in der sich die Zellen am Boden der Zählkammer absetzen.

● Auszählung der Erythrozyten unter dem Mikroskop:

Mit dem 10er Objektiv die Zählkammerebene einstellen.

Für die Zählung kommt nur das mittlere Großquadrat des Zählnetzes in Betracht **(Thoma-Kreuz).**

Mit dem 40er Objektiv 5 Gruppenquadrate zu je 16 Kleinquadraten auszählen. Die Gruppenquadrate auswählen, die am weitesten voneinander entfernt liegen. Alle Erythrozyten in den Kleinquadraten auszählen und dabei **mäanderförmig** vorgehen (Abb. 7.10b).

Bei den auf den Rändern liegenden Erythrozyten nur diejenigen auf dem linken und unteren Rand mitzählen **(L-Randzählung,** Abb. 7.10c).

Die Zellzahl pro Gruppenquadrat notieren. Die Ergebnisse aus den 5 Zählungen dürfen jeweils nicht mehr als 10 Zellen voneinander abweichen. Bei höheren Differenzen eine neue Bestimmung vornehmen.
Die Summe aus den 5 Gruppenquadraten bilden.
Bei jeder Zählung muß eine Doppelbestimmung erfolgen, d. h. Auszählen des oberen und unteren Zählnetzes. Auch hierbei darf die Differenz der beiden Zählungen nicht mehr als 10—15 Zellen betragen.

Berechnung:
Das Ergebnis wird in Anzahl der Erythrozyten/µl Blut angegeben. 1 µl entspricht 1 mm^3, deshalb wird häufig auch die Angabe Erythrozyten/mm^3 Blut verwendet.

Da die ausgezählten 5 Gruppenquadrate der Zählkammer ein geringeres Volumen als 1 µl bzw. 1 mm^3 haben, und das Blut beim Aufziehen der Pipette verdünnt wurde, muß folgende Berechnung erfolgen:
Volumenbestimmung der 5 Gruppenquadrate:
Ein Gruppenquadrat enthält 16 Kleinquadrate (K.).
Seitenlänge (K.) = 1/20 mm
Kammerhöhe = 1/10 mm
Fläche (K.) = 1/20 mm · 1/20 mm
= 1/400 mm^2
Volumen (K.) = Fläche · Höhe
= 1/400 mm^2 · 1/10 mm
= 1/4000 mm^3
Es wurden 5 Gruppenquadrate mit je 16 Kleinquadraten ausgezählt, also insgesamt 80 Kleinquadrate.
Volumen (80 K.)= 80 · 1/4000 mm^3
= 1/50 mm^3
Das Volumen der 5 Gruppenquadrate beträgt 1/50 mm^3.
Umrechnung auf 1 mm^3 Blut:
1/50 mm^3 · 50 = 1 mm^3

Berücksichtigung der Verdünnung:
Beim Aufziehen der Pipette wurde das Blut im Verhältnis 1:200 (oder 1:100) verdünnt. Das Ergebnis wird mit 200 (oder 100) multipliziert, um die Anzahl der Erythrozyten in 1 µl Blut zu erhalten.

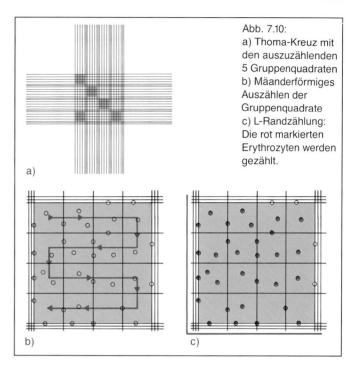

Abb. 7.10:
a) Thoma-Kreuz mit den auszuzählenden 5 Gruppenquadraten
b) Mäanderförmiges Auszählen der Gruppenquadrate
c) L-Randzählung: Die rot markierten Erythrozyten werden gezählt.

Berechnungsformel:
Σ gezählte Zellen · 50 · Verdünnung
= Erythrozyten/µl Blut

Angabe des Ergebnisses in Mio Erythrozyten/µl Blut.

Beurteilung:

Normalwerte bei Erwachsenen

Frauen	4,0—5,0 Mio Erythrozyten/µl Blut
Männer	4,5—5,5 Mio Erythrozyten/µl Blut

SI-Einheiten:
Frauen 4,0—5,0 T/l
Männer 4,5—5,5 T/l
1 Mio/µl entsprechen 1 Tera/l (Tera = 10^{12})

Erniedrigung z. B. bei
— Anämien
— Hydrämie (erhöhter Wassergehalt des Blutes).
Erhöhung z. B. bei
— Exsikkose (exsiccare lat. — austrocknen)
— Zellvermehrungen der Erythrozyten.

Fehlerquellen:
- Blutentnahme- und Pipettierfehler
- exaktes Mischungsverhältnis beim Pipettieren nicht beachtet
- Pipette oder Zählkammer nicht sauber oder noch naß
- Verdünnungslösung verunreinigt
- Newton'sche Ringe fehlen
- geringe Zählkammerfüllung, evtl. Luftblasen
- Sedimentationszeit nicht beachtet
- Zählfehler, Berechnungsfehler
- bei Wiederholungsbestimmung wurde Pipette nicht erneut gut durchgemischt, die Zellen haben sich abgesetzt.

Fallbeispiel 3 (S. 70): *Bei der Patientin wurden 3,5 T Erythrozyten/l Blut gezählt. Nach den bisherigen Untersuchungen besteht der Verdacht, daß die Patientin eine Anämie hat.*

Aufgaben:
1. Beschreiben Sie die Form eines Erythrozyten und nennen Sie die Bedeutung für den menschlichen Organismus!
2. Bei einer Patientin wurden in den Gruppenquadraten 420 Erythrozyten gezählt. Blut wurde bis zur Marke 0,5 und Hayem'sche Lösung bis zur Marke 101 aufgezogen.
Wieviel Erythrozyten befinden sich in 1 µl Blut?

Photometrische Bestimmung

Prinzip:
Es handelt sich um eine Trübungsmessung: Der Trübungsgrad von suspendiertem Blut in Gower'scher Lösung wird photometrisch gemessen. Die Extinktion der Trübung ist abhängig von der Anzahl der Erythrozyten. Durch Gower'sche Lösung erzielt man eine Straffung der Erythrozyten, die Oberfläche wird kugelig. Dies ist notwendig, da die Extinktion nicht nur von der Zahl der Erythrozyten, sondern auch von ihrer Form und Oberfläche abhängt.

Geräte und Substanzen:
Gower'sche Lösung (Natriumsulfat-Essigsäure-Lösung),
evtl. Kontrollblut (Erythrozytenaufschwemmung mit bekannter Konzentration),
Photometer mit Filter 546 nm,
Küvetten (1 cm Schichtdicke, siehe Herstelleranweisung),
Kapillarblut oder EDTA-Venenblut,
20 µl-Einmalkapillarpipette,
Pipettierhilfe,
Tupfer,
2 Reagenzgläser.

Durchführung:
- In beide Reagenzgläser 5 ml Gower'sche Lösung pipettieren.
- In Reagenzglas I 20 µl Blut pipettieren, anschließend die Pipette mehrmals mit Lösung auswaschen.
Die Probe schütteln und 5—15 Min. stehen lassen.
- Messung der Extinktion:
Photometer vorbereiten.
Die Probe nochmals durchmischen und in eine Küvette füllen. Reagenzglas II mit Gower'scher Lösung ebenfalls in eine Küvette füllen (Leerwert). Die Probe im Photometer gegen den Leerwert ablesen und Extinktion notieren.

Berechnung:
Vom Hersteller werden dem Untersuchungsansatz Wertetabellen mitgeliefert, aus denen anhand der Extinktion der entsprechende Erythrozytenwert/µl Blut entnommen werden kann. Falls in einer Praxis nicht das im Untersuchungsansatz angegebene Photometer vorhanden ist, muß eine eigene Wertetabelle mit Hilfe des Kontrollblutes angefertigt werden.

Beurteilung:
Im Bereich der Normalwerte stimmen die gemessenen Ergebnisse mit den Zählkammerwerten überein. Bei Veränderungen der Erythrozyten (Vergrößerungen oder Verkleinerungen) können starke Abweichungen der Werte auftreten, da die Methode dann zu ungenau ist (Oberfläche und Form der Erythrozyten, s.o.). In diesen Fällen ist die Zählkammermethode vorzuziehen.

Automatisierte Bestimmung

Prinzip:
Die automatisierte Bestimmung läuft mit einem elektronischen Meßgerät nach dem Prinzip der Widerstandsmessung ab: Das Meßgerät beinhaltet ein elektrisches Feld, in dem jedes kleine Teilchen, z. B. eine Blutzelle, eine Widerstandsänderung verursacht, die registriert wird. Diese Änderung ist abhängig von der Größe und Dichte des Teilchens.
Hierdurch können Erythrozyten, Leukozyten und Thrombozyten erfaßt werden.
Um die Zellarten getrennt zu ermitteln, wird die jeweils nicht erwünschte Zellart zerstört, oder das Gerät mißt entsprechend der Größe der Zellen einen anderen Widerstand. Dieser Vorgang erfolgt durch elektronische Steuerung; der Anwender gibt über Knopfdruck die gewünschte Untersuchung an.

Geräte und Substanzen:
Blutzell-Meßgerät (Blutzellcounter), Verdünnungs- bzw. Meßsubstanzen im Dilutor.

Durchführung/Berechnung:
● Dem Patienten Kapillar- oder Venenblut entnehmen.
● Es erfolgt eine Verdünnung des Blutes mit dem Dilutor: das Gerät zieht eine bestimmte Menge Blut auf und gibt sie wieder aus, gemischt mit einer entsprechenden Menge an Verdünnungslösung.
● Das Blutzellzählgerät zieht mit Hilfe einer Kapillare das vorverdünnte Blut in das Gerät, mißt die Anzahl der Blutkörperchen und zeigt sie elektronisch an.
● Das Ergebnis wird unter Berücksichtigung der gewählten Verdünnung am Dilutor berechnet. Viele neue Geräte berechnen bereits die Ergebnisse, so daß die Werte direkt übernommen werden können. Meist werden sie auch zusätzlich ausgedruckt.

Aufgabe: Beschreiben Sie die Unterschiede der Methoden zur Erythrozytenzählung und nennen Sie die Vor- und Nachteile!

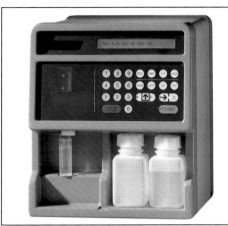

Abb. 7.11: Blutzell-Meßgerät

7.3.4 Erythrozytenindizes

Mit Hilfe der Werte Hämatokrit, Hämoglobingehalt und Erythrozytenanzahl lassen sich die sogenannten Erythrozytenindizes (index lat. − Anzeige) berechnen. Sie geben z. B. Aufschluß über bestimmte Anämien. Diese Werte werden heutzutage von den elektronischen Zählgeräten sofort mitberechnet und ausgedruckt.

HbE-Wert (MCH)

Aus dem Hämoglobinwert und der Erythrozytenanzahl läßt sich der Hämoglobingehalt des einzelnen Erythrozyten berechnen (HbE oder auch MCH = Mittlerer corpuskulärer Hämoglobin-Gehalt; corpus lat. − Körper). Der HbE-Wert wird in Picogramm ($1\ pg = 10^{-12}\ g$) angegeben:

$$HbE\ (pg) = \frac{Hämoglobingehalt}{Erythrozytenzahl}$$

$$= \frac{Hb\ (g/dl) \cdot 10}{Erythrozytenzahl\ in\ Mio/\mu l}\ pg$$

Beurteilung:

Normalwerte bei Erwachsenen

28−32 pg Hb/Erythrozyt

SI-Einheiten
1,74−1,99 fmol Hb/Erythrozyt
(Umrechnungsfaktor 0,06205)

Bei verschiedenen Anämieformen sind Abweichungen dieses Wertes zu finden:

hypochrome Anämie (MCH < 28—32 pg) (verminderter Hämoglobingeh./Erythrozyt)

hyperchrome Anämie (MCH > 28—32 pg) (erhöhter Hämoglobingehalt/Erythrozyt)

normochrome Anämie (MCH = 28—32 pg) (normaler Hämoglobingehalt/Erythrozyt)

MCV-Wert

Aus dem Hämatokrit und der Erythrozytenzahl läßt sich das mittlere Zellvolumen eines Einzelerythrozyten (MCV = Mittleres corpuskuläres Volumen) berechnen. Die Angabe erfolgt in μm^3/Erythrozyt oder in Femtoliter:

$$MCV\ (\mu m^3\ od.\ fl) = \frac{\text{Hämatokrit (Vol. \%)} \cdot 10}{\text{Erythrozytenzahl in Mio/}\mu l}$$

Beurteilung:

Normalwerte bei Erwachsenen
85—95 μm^3/Erythrozyt
SI-Einheiten 85—95 fl/Erythrozyt

Der MCV-Wert dient zur Differenzierung der mikro-, makro- und megalozytären Anämien (Veränderungen in der Erythrozytengröße und -form).

MCHC-Wert

Aus dem Hämatokrit und dem Hämoglobingehalt läßt sich die mittlere corpuskuläre Hämoglobinkonzentration (MCHC) in einer definierten Menge Erythrozyten berechnen:

$$MCHC\ (g/100\ ml) = \frac{\text{Hb (g/100 ml)} \cdot 100}{\text{Hämatokrit (Vol. \%)}}$$

Beurteilung:

Normalwerte bei Erwachsenen
32—36 g Hb/100 ml Erythrozyten
SI-Einheiten 19,9—22,3 mmol Hb/l Erythrozyten (Umrechnungsfaktor 0,6205)

Der MCHC ist erniedrigt bei der hypochromen mikrozytären Anämie. Erhöhte Werte treten praktisch nicht auf, da es keine mit Hämoglobin übersättigten Erythrozyten gibt.

Fallbeispiel 3 (S. 70): *Bei der Patientin lagen nach Abschluß der Untersuchung des Blutstatus folgende Laborwerte vor:*
Hämoglobingehalt   9,5 g%
Hämatokrit-Wert   30   Vol.%
Erythrozytenanzahl   3,5 T/l
MCH   27   pg
Aufgrund der Werte bestätigt sich der Verdacht auf eine Anämie. Durch den niedrigen MCH-Wert kann eine hypochrome Anämie diagnostiziert werden.

7.3.5 Leukozytenzählung

Fallbeispiel 4: *Eine Patientin kommt mit Schmerzen im rechten Unterbauch und Fieber in die Praxis. Nach der Untersuchung besteht Verdacht auf eine Appendizitis, und der Arzt veranlaßt eine Leukozytenbestimmung.*

Aufgabe: Nennen Sie die Leukozytenarten und beschreiben Sie die Bedeutung für den menschlichen Organismus!

Wie bei der Erythrozytenzählung kann auch die Leukozytenanzahl mit Hilfe
— der Zählkammermethode oder
— der automatisierten Bestimmung
ermittelt werden.

Zählkammermethode

Prinzip:

Blut wird in der Leukozytenpipette mit Türk'scher Lösung oder 1–3 %iger Essigsäure im Verhältnis 1:10 (oder 1:20) verdünnt.

Die Essigsäure bewirkt eine Auflösung der Erythrozyten (Hämolyse) und dadurch eine bessere Darstellung der Leukozyten. Bei der Verwendung von Türk'scher Lösung werden die Leukozyten zusätzlich angefärbt. Danach erfolgt die Auszählung der Leukozyten in der Zählkammer.

Geräte und Substanzen:

Leukozytenpipette mit weißer Perle und Eichmarke,
Mikropipettierhelfer (Abb. 4.8),
Türk'sche Lösung (aus 1 %iger Essigsäure und Gentianaviolett) oder 1–3 %ige Essigsäure,
Blockschälchen,
Tupfer,
Einmallanzette,
Schüttelgerät für Pipetten,
Zählkammer von Neubauer (oder Thoma) mit optisch plan geschliffenem Deckglas,
Mikroskop (Objektive 10:1, evtl. 40:1).

Durchführung:

Das Vorgehen entspricht weitgehend der Erythrozytenzählung. Folgende Unterschiede bestehen:

● Vorbereiten der Blockschälchen mit Türk'scher Lösung oder 1–3 %iger Essigsäure.

● Blutentnahme beim Patienten:
Blut in der Leukozytenpipette luftblasenfrei bis zur Marke 1 aufziehen und Verdünnungslösung bis zur Marke 11 nachziehen (Verdünnung 1:10).
(Bei sehr hoher Leukozytenzahl wird die Verdünnung 1:20 gewählt: in diesem Fall wird Blut bis zur Marke 0,5 aufgezogen, die Verdünnungslösung wieder bis zur Marke 11).

● Das Säubern, Mischen, Vorbereiten und Füllen der Zählkammer verläuft wie bei der Erythrozytenzählung.

● Auszählung der Leukozyten unter dem Mikroskop:

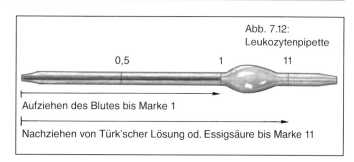

Abb. 7.12:
Leukozytenpipette

0,5   1   11

Aufziehen des Blutes bis Marke 1

Nachziehen von Türk'scher Lösung od. Essigsäure bis Marke 11

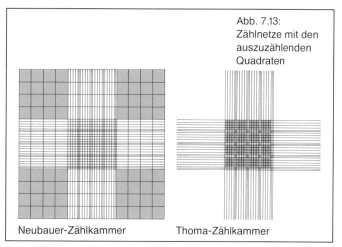

Abb. 7.13:
Zählnetze mit den auszuzählenden Quadraten

Neubauer-Zählkammer   Thoma-Zählkammer

Die Zählkammerebene mit dem 10er Objektiv einstellen. Sobald die Zellen sedimentiert sind (2–3 Min.), kann mit der Zählung begonnen werden. Sie erfolgt in der Praxis meist mit dem 10er oder auch mit dem 40er Objektiv, da die Leukozyten dann besser zu erkennen sind.

Neubauer-Zählkammer: 4 Großquadrate (Eckquadrate) mit je 16 Kleinquadraten auszählen. (Es sollte nach Möglichkeit eine Doppelbestimmung — Auszählen beider Netze — erfolgen.)

Thoma-Zählkammer: Das gesamte Thoma-Netz auszählen. (Bei Verwendung der Thoma-Zählkammer muß eine Doppelbestimmung erfolgen, damit das Ergebnis so genau wie möglich ist.)

Die Auszählung erfolgt wieder mäanderförmig und in L-Randzählung.
Die Zahl der Leukozyten pro Großquadrat (siehe entsprechend im Thomanetz) notieren.

Der Unterschied zwischen den ausgezählten Quadraten darf nicht mehr als
10 Zellen betragen.
Bei der Doppelbestimmung (obere und
untere Zählkammer) zur Berechnung den
Mittelwert beider Zählungen bilden.

Berechnung:
Das Ergebnis wird in Anzahl der Leuko-
zytenzahl/μl Blut angegeben.
Neubauer-Zählkammer:

Seitenlänge (Großquadrat)	= 1 mm
Kammerhöhe	= 1/10 mm

Berechnungsformel:
Σ gezählte Zellen $\cdot$ 2,5 $\cdot$ Verdünnung
= Leukozyten/μl Blut

Thoma-Zählkammer:

Seitenlänge (Thoma-Netz)	= 1 mm
Kammerhöhe	= 1/10 mm

Berechnungsformel:
Σ gezählte Zellen $\cdot$ 10 $\cdot$ Verdünnung
= Leukozyten/μl Blut

Beurteilung:

Normalwerte in Abhängigkeit vom Alter

Erwachsene	4000— 9000 Leukozyten/μl Blut
Schulkinder	5000—12000 Leukozyten/μl Blut
Säuglinge	7000—17000 Leukozyten/μl Blut

SI-Einheiten:	
Erwachsene	4— 9 G/l
Schulkinder	5—12 G/l
Säuglinge	7—17 G/l

(Umrechnungsfaktor 0,001)
G/l = Giga/Liter (Giga = 10^9)

Erhöhung
— bei körperlichen Belastungen und bakteriellen Infektionen.
Erniedrigung
— bei Viruserkrankungen (z. B. Masern)
  sowie bakteriellen Infektionen (z. B.
  Typhus), bei Vergiftungen (Intoxika-
  tionen).

Fallbeispiel 4 (S. 78): *Bei der Patientin wurden 17 G Leukozyten/l Blut gezählt, womit sich die Verdachtsdiag-
nose erhärtet.*

7.3.6 Differentialblutbild

Die bisherigen Untersuchungen der Blutzellen dienten zur Ermittlung ihrer Anzahl.
Bei vielen Erkrankungen sind jedoch auch
Veränderungen in der Form und Gestalt
der Blutzellen (**morphologische** Veränderungen; morphe gr. — Gestalt; logos gr.
— Lehre) zu finden.
Das Differentialblutbild hat besondere
Bedeutung für die Beurteilung der Leukozyten, da hier die einzelnen Leukozytenarten (Monozyten, Lymphozyten, Granulozyten) unterschieden und getrennt gezählt (**differenziert;** differe lat. — sich unterscheiden, verschieden sein) werden.
Dadurch können Verschiebungen ihrer
prozentualen Verteilung im Blut ermittelt
werden. Zusätzlich wird auf Veränderungen der Leukozytenarten in Form und Gestalt und auf das Auftreten ihrer Früh-
formen geachtet.
Weiter dient das Differentialblutbild der
morphologischen Betrachtung der Erythrozyten sowie der Kontrolle auf vermehrtes Vorhandensein der Thrombozyten.

Das Differentialblutbild gibt die prozentuale Verteilung der Leukozytenarten im Blut an.

Ein Differentialblutbild dient der Diagnose
bei folgenden Krankheitsbildern:
— Abweichungen der Leukozytenzahl
  von der Norm
— Verdacht auf Leukämien
— Vergiftungen, Allergien, Parasitenbefall, Arzneimittelunverträglichkeiten
— Lymphknotenschwellungen, Entzündungen, unklaren Infekten und Blutun-
  gen

Prinzip:
Durch Anfärben eines Blutausstriches
werden die Bestandteile der einzelnen
Zellarten (z. B. Kern, Plasma, Granula)
optisch unterschiedlich dargestellt.
Danach erfolgt die Auszählung der einzel-
nen Leukozytenarten, wobei 100 Zellen
differenziert werden.
Weiterhin erfolgt eine Beurteilung der
Erythrozyten und der Thrombozyten.

Anfertigung eines Blutausstriches

Geräte und Substanzen:

Objektträger (evtl. mit Mattschliffrand),
Deckgläser (geschliffen),
Bleistift (oder Diamantschreiber).

Durchführung:

● Entnahme von Kapillar- oder EDTA-Venenblut (Kapillarblut gibt genauere Ergebnisse; Venenblut darf nicht älter als 4 Std. sein)

● Von jeder Blutprobe immer zwei Blutausstriche anfertigen.

● Nur saubere und fettfreie Objektträger verwenden.

● Auf die rechte Seite des Objektträgers einen kleinen Bluttropfen nahe dem Rand aufbringen.

● Das Deckgläschen zwischen Daumen und Zeigefinger der rechten Hand halten; Nun die geschliffene Unterkante des Deckgläschens langsam von links an den Bluttropfen heranführen, bis dieser sich bei der ersten Berührung entlang der Deckglaskante gleichmäßig ausbreitet. Jetzt erfolgt der Ausstrich des Blutes in Längsrichtung des Objektträgers nach links unter einer leichten Neigung des Deckglases (45°), die zum Ende hin immer flacher wird (30°). Der Ausstrich muß locker und zügig erfolgen, dabei soll sich der Bluttropfen so über den Objektträger verteilen, daß der Ausstrich in der zweiten Hälfte immer dünner wird: Die Zellen verteilen sich gleichmäßig auf dem Objektträger, und der Ausstrich läßt sich besser differenzieren.

Der Bluttropfen darf nur so groß sein, daß nach dem Ausstreichen ca. 3/4 des Objektträgers bedeckt sind.

● Das Präparat danach an der Luft trocknen (nicht blasen) und anschließend sofort beschriften (Name des Patienten und Abnahmedatum des Blutes).

Die Beschriftung erfolgt entweder mit Bleistift auf dem Mattschliffrand oder direkt im Blut (am Ausstrichbeginn) oder mit Diamantschreiber direkt im Objektträger.

● Anschließend den Ausstrich mindestens 30 Min., besser 4–5 Std., trocknen lassen.

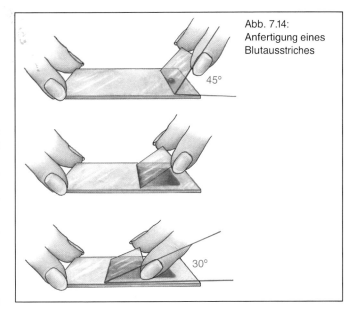

Abb. 7.14:
Anfertigung eines Blutausstriches

Panoptische Färbung nach Pappenheim

Geräte und Substanzen:

Färbelösungen nach Pappenheim, bestehend aus May-Grünwald-Lösung und Giemsa-Stammlösung,
Phosphat-Puffer-Lösung (pH 7,2) oder A. dest. (pH 7,2),
Färbebank (oder Küvetten, Autotechnikon).

Durchführung:

● Herstellen der Giemsa-Gebrauchslösung (immer frisch ansetzen) im Verhältnis 1 Tr. Giemsa-Stammlösung : 1 ml A. dest.

● Zur Färbung die Blutausstriche auf die Färbebank legen und 3 Min. mit May-Grünwald-Lösung überschichten, wodurch eine Färbung mit gleichzeitiger Fixation erfolgt.

● Anschließend durch Zugabe der gleichen Menge an Puffer 1–5 Min. nachfärben. Die Färbelösung vorher nicht abgießen.

● Danach die verdünnte Farblösung vollständig abgießen und den Ausstrich sofort mit Giemsa-Gebrauchslösung für 15–20 Min. bedecken.

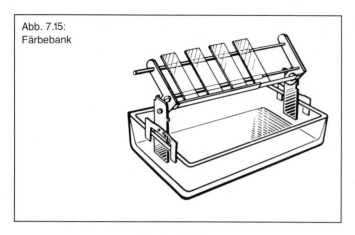

Abb. 7.15:
Färbebank

● Nach der Färbezeit die Farblösung abgießen und die Objektträger gut mit Puffer
oder neutralem A. dest. nachspülen.
● Zum Lufttrocknen die Objektträger
schräg oder hochkant auf Fließpapier
stellen.
● Zum Schluß die Farbreste auf der Un-
terseite des Objektträgers gründlich mit
Alkohol entfernen.
Die Färbezeiten gelten ebenfalls für andere Techniken, falls keine Färbebank
vorhanden ist.
Im gefärbten Zustand sind die Präparate
jahrelang aufzubewahren.

Fehlerquellen:
– Farbe haftet nicht (Objektträger war
  nicht sauber und fettfrei)
– Stechapfelform der Erythrozyten (hy-
  pertone Lösung, falscher Ausstrich)
– Farbstoffniederschläge durch alte
  Farblösungen
– Färbung zu rot: Puffer zu sauer
– Färbung zu blau: Färbezeit zu lang
  oder Ausstrich zu dick.

Weitere Färbemethoden

Die Vorteile der nachfolgenden Färbemethoden liegen in ihrer Schnelligkeit, da
entweder die Anfertigung des Blutausstriches oder die lange Färbezeit entfällt.
Für den Arzt ist in kurzer Zeit eine grobe
Orientierung möglich. Bei besonderen
Fragestellungen erfolgt häufig zusätzlich
eine Pappenheim-Färbung.

Test-Simplets:
Auf gebrauchsfertige, farbbeschichtete
Objektträger einen kleinen Bluttropfen
geben und sofort mit einem Deckglas bedecken. Schon nach einer Einwirkung von
15 Min. kann der Ausstrich differenziert
werden.
Der Nachteil dieser Färbung besteht in
der schlechteren Differenzierbarkeit und
damit Aussagefähigkeit über die Zell-
typen.

Schnellfärbung nach Wright:
Den lufttrockenen Blutausstrich ca. 1 Min.
mit der Färbelösung nach Wright färben,
danach 3—4 Min. mit A. dest. nachfärben.
Das Ergebnis entspricht der Färbung
nach Pappenheim.

Hämacolor-Färbung:
Den lufttrockenen Blutausstrich 5 Sek. mit
Eosin färben, danach 5 Sek. mit Giemsa-
Lösung, und anschließend 5 Sek. mit A.
dest. nachfärben. Die Qualität der Fär-
beergebnisse entspricht der Pappenheim-Färbung.

Differenzierung des
Blutausstriches

Geräte und Substanzen:
Mikroskop (Objektiv 100 : 1 = Ölimmer-
sionsobjektiv),
Immersionsöl,
Zählgerät oder Beurteilungsbogen,
Alkohol,
Fließpapier.

Durchführung:
● In die Mitte des gefärbten Blutausstri-
ches einen Tropfen Immersionsöl geben
und den Ausstrich auf den Kreuztisch des
Mikroskopes legen. Ölimmersionsobjektiv
verwenden und auf ausreichende Hellig-
keit achten (Kondensor hochstellen).
● Die Zählung erfolgt im mittleren und
letzten Drittel des Ausstriches, wo die
Zellen einzeln nebeneinander liegen.
Mäanderförmig vorgehen durch entspre-
chendes Verschieben des Kreuztisches.
● Insgesamt 100 Leukozyten auszählen.
Die einzelnen Leukozytenarten entweder

Zellart	norm. %	10	20	30	40	50	60	70	80	90	100	%
Myeloblasten	0											
Promyelozyten	0											
Myelozyten												
Metamyelozyten	0—1											
Stabkernige	3—5	I			I			I				3
Segmentkernige	50—70	JHT II	III	JHT I	JHT	JHT II	III	IIII	JHT I	III	JHT II	51
Eosinophile	2—4		I		I							2
Basophile	0—1								I			1
Monozyten	2—8	I		I	I		II		I			6
Lymphozyten	25—40	III	JHT	III	IIII	II	JHT	IIII	III	JHT	III	37
Nicht einzuordnen	0											

Abb. 7.16: Beurteilungsbogen: In jede Spalte werden 10 Zellen eingetragen. Die Anzahl der Zellarten wird nach 100 Zellen in jeder Zeile addiert und ergibt die Anzahl der Zellarten in %.

in ein Zählgerät eintippen oder in einen Beurteilungsbogen eintragen.

● Abschließend für jeden Zelltyp die Gesamtsumme berechnen und gleichzeitig die prozentuale Verteilung angeben.

Zusätzliche morphologische Veränderungen an den Erythrozyten, Leukozyten oder Thrombozyten werden gesondert auf dem Befundbogen festgehalten.

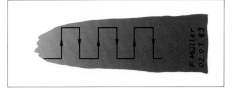

Abb. 7.17: Mäanderförmiges Vorgehen beim Differenzieren

Blutzellen im gefärbten Blutausstrich

Leukozyten

Die Leukozyten werden unterschieden in die Granulozyten, Lymphozyten und Monozyten. Alle drei Zellen entstehen aus Stammzellen im Knochenmark und entwickeln sich über mehrere Zellstufen, die meist nur im Knochenmark zu finden sind. Bei einigen Erkrankungen treten frühe Formen im Blut auf, die dann auf Störungen hinweisen. Die Lymphozyten entwikkeln sich nicht nur im Knochenmark, sondern reifen auch in den Organen Thymus, Milz und Lymphknoten heran.

Anteil in %	Gesamtzahl	Erwachsene 4000—9000	Kinder 8000—12000	Säuglinge 9000—15000
Neutrophile stabkernige Granulozyten		3 — 5 %	0 — 10 %	0 — 10 %
Neutrophile segmentkernige Granulozyten		50 — 70 %	25 — 65 %	25 — 65 %
Eosinophile Granulozyten		2 — 4 %	1 — 5 %	1 — 7 %
Basophile Granulozyten		0 — 1 %	0 — 1 %	0 — 2 %
Monozyten		2 — 8 %	1 — 8 %	7 — 20 %
Lymphozyten		25 — 40 %	25 — 50 %	20 — 70 %

Normalwerte der prozentualen Verteilung der Leukozyten/mm³ in Abhängigkeit vom Alter

Leukozyten

Granulozyten:
Sie stellen mit 55—75 % den größten Anteil der der Leukozyten im Blut. Die Granulozyten erhielten ihren Namen durch körnchenartige Zytoplasmaeinschlüsse, die sogenannten **Granula,** die je nach Zelltyp unterschiedlich angefärbt sind.

Stabkerniger neutrophiler Granulozyt (10—15 μm)
Kern: rot-violett, gebogen, stabförmig
Plasma: schwach-rosa mit ganz feiner violetter Granula
        (neutrophil: Anfärbung mit neutralen Farb-
        stoffen)

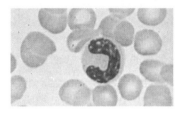

Segmentkerniger neutrophiler Granulozyt (11—16 μm)
Kern: rot-violett, in 2—4 Segmente unterteilt, die
        durch sogenannte Kernbrücken miteinander
        verbunden sind (= segmentiert), reife Granulo-
        zytenform
Plasma: schwach-rosa mit ganz feiner violetter Granula

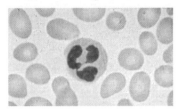

Eosinophiler Granulozyt (12—17 μm)
Kern: rot-violett, stabförmig oder segmentiert
Plasma: schwach-rosa mit deutlich ziegelroter Granula,
        die um den Kern verteilt im Plasma liegt
        (eosinophil: Anfärbung mit saurem Farbstoff
        Eosin)

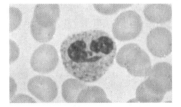

Basophiler Granulozyt (10—15 μm)
Kern: rot-violett, stabförmig oder segmentiert
Plasma: schwach-rosa mit deutlich violett-schwarzer
        Granula, die oft den Kern verdeckt
        (basophil: Anfärbung mit basischen Farb-
        stoffen)

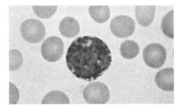

Monozyten (20 μm):
Die Monozyten sind die größten Zellen und nicht rund.
Kern: blaß rot-violett, groß, unregelmäßig geformt
        (gebogen, gelappt) mit unregelmäßiger Kern-
        struktur (Aufhellungen)
Plasma: taubenblau

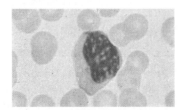

Lymphozyten (8—10 μm, evtl. bis 18 μm):
Kern: stark rot-violett, rundlich
Plasma: schmaler klarblauer oder breiter klarer, hell- bis
        mittelblauer Plasmasaum um den Kern herum

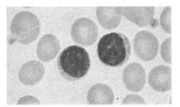

Veränderungen der Leukozyten im Blutbild

Linksverschiebung: Vermehrtes Auftreten unreifer neutrophiler Granulozyten im Blutbild, die normalerweise nur sehr wenig vertreten sind, z. B. Stabkernige, Metamyelozyten, Myelozyten, Promyelozyten, Myeloblasten. Der Name Linksverschiebung kommt von der Betrachtung der Entwicklungsreihe von links nach rechts: links befinden sich die jungen Zellen, rechts die ausgereiften Zellen.

Physiologische Linksverschiebung (reaktive Linksverschiebung):
Es kommen für kurze Zeit vermehrt Stabkernige und Metamyelozyten im Blut vor.
Ursache ist die akute normale Abwehrreaktion des Körpers auf eingedrungene Erreger und Fremdstoffe sowie nach körperlichen Belastungen.

Pathologische Linksverschiebung:
Es treten ständig unreife Zellen wie z. B. Stabkernige, Metamyelozyten, Myelozyten, Promyelozyten und Myeloblasten im Blut auf.
Ursache hierfür sind Leukämien nach Knochenmetastasen.

Rechtsverschiebung: Überwiegendes Auftreten von übersegmentierten Granulozyten im Blut. Ursache ist evtl. eine Störung in der Bildung der Granulozyten sowie eine perniziöse Anämie.

Eosinophilie: Erhöhtes Auftreten von eosinophilen Granulozyten bei Allergien, Parasitenbefall und anderen Erkrankungen (Scharlach, Leukämien) sowie in jeder Heilphase einer Krankheit („Morgenröte der Genesung").

Basophilie: Erhöhtes Auftreten von basophilen Granulozyten bei Allergien und chronischen Myelosen.

Lymphozytose: Vermehrung der Lymphozyten in der Heilungsphase von Infektionskrankheiten sowie bei einigen chronischen Infektionskrankheiten (Tuberkulose, Hepatitis), bei einigen Virusinfektionen (Röteln, Mumps, Viruspneumonie, Mononukleose, Keuchhusten) und der lymphatischen Leukämie.

Monozytose: Vermehrung der Monozyten besonders bei Protozoen- und Virusinfektionen (z. B. Pfeiffer'sches Drüsenfieber = Mononukleose).

Abb. 7.18:
Normalverteilung,
Links- und Rechtsverschiebung

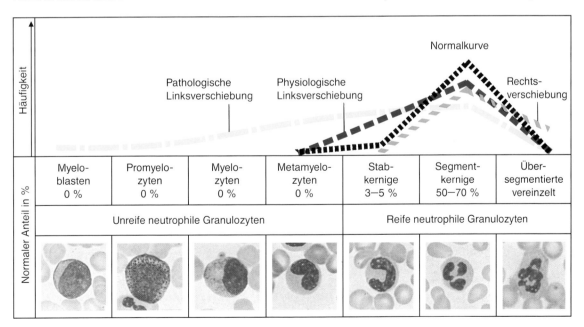

	Myelo-blasten 0 %	Promyelo-zyten 0 %	Myelo-zyten 0 %	Metamyelo-zyten 0 %	Stab-kernige 3–5 %	Segment-kernige 50–70 %	Über-segmentierte vereinzelt
	Unreife neutrophile Granulozyten				Reife neutrophile Granulozyten		

Erythrozyten

Die Erythrozyten entstehen aus Stammzellen im Knochenmark. Sie reifen über mehrere Zwischenstadien heran und verlieren ihren Zellkern, bevor sie ins Blut übertreten.

Normale Erythrozyten **(Normozyten)** sind in der Aufsicht rund, gleichmäßig groß und gleichmäßig angefärbt. Das Zytoplasma erscheint im gefärbten Blutausstrich durchsichtig rosa-rot mit einer Aufhellung in der Mitte. Die Erythrozyten haben keinen Kern und keine Einschlüsse im Plasma. Sie sind einzeln gelagert.

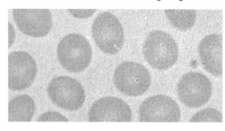

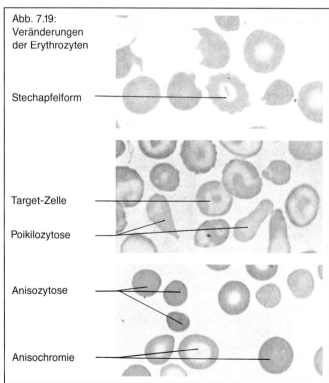

Abb. 7.19:
Veränderungen
der Erythrozyten

Stechapfelform

Target-Zelle

Poikilozytose

Anisozytose

Anisochromie

Veränderungen der Erythrozyten im Blutbild

Veränderungen in der Form und Größe:

Stechapfel-Formen: Hierbei handelt es sich um Schrumpfartefakte, (Artefakte = Kunstprodukte; ars lat. – Kunst; facere lat. – machen), die bei zu langsamen Trocknungsprozessen der Blutausstriche sowie durch hypertone Lösungen entstehen.

Anisozytose (anisos gr. – ungleich; kytos gr. – Zelle): Die Erythrozyten sind ungleich groß. Ursache ist eine Störung in der Bildung der roten Blutkörperchen (Anämie).

Poikilozytose (poikilos gr. – vielfältig, verschieden): Die Erythrozyten weisen unterschiedliche Formen auf (birnen-, keulen- oder halbmondförmig). Ursache sind viele Anämien.

Anulozyten (anulus lat. – kleiner Ring): Bei diesen Erythrozyten färben sich nur die Randbezirke an, was an einem stark herabgesetzten Hämoglobingehalt liegt. Ursache ist eine starke Eisenmangelanämie.

Target-Zellen (Schießscheibenzellen, mexican-hat-cells): Die Erythrozyten sind sehr flach und schwach angefärbt. Das Hämoglobin befindet sich in den Randbereichen und in der Mitte der Zellen, die dann angefärbt sind. In der Aufsicht erinnern diese Zellen an Schießscheiben oder mexikanische Hüte. Ursache sind besonders die Thalassämien (Mittelmeeranämien), Milzentfernung oder Eisenmangelanämien.

Veränderungen in der Anfärbbarkeit:

Polychromasie (polys gr. – viel: chroma gr. – Farbe): Die Erythrozyten sind unterschiedlich angefärbt. Neben den roten Normozyten findet man bläulich-rote Erythrozyten. Hierbei handelt es sich um junge Erythrozyten, die sogenannten Retikulozyten. Sie treten verstärkt bei hämolytischen Anämien und Bleiintoxikationen auf.

Anisochromie: Die Erythrozyten sind unterschiedlich rot angefärbt, was an einem variierenden Hämoglobingehalt liegt. Man unterscheidet:
hypochrome Anämien,
hyperchrome Anämien,
normochrome Anämien (siehe 7.3.4).

Thrombozyten

Die Thrombozyten entstehen aus einer Stammzelle im Knochenmark. Über mehrere Entwicklungsstufen entsteht eine Zelle, von der kleine Zellbruchstücke von 1–4 μm abgeschnürt werden, die Thrombozyten. Sie sind kernlos. Es befinden sich ca. 150 000–300 000 Thrombozyten/μl Blut (≙ 150–300 Giga/l Blut).
Besondere Bedeutung haben die Thrombozyten bei der Blutgerinnung: Durch Zusammenballen an der verletzten Gefäßstelle bildet sich ein Thrombus, und es werden Gerinnungsfaktoren freigesetzt, die für den weiteren Ablauf der Blutgerinnung von Bedeutung sind.
Die Blutplättchen liegen im Ausstrich einzeln oder in Haufen zwischen den anderen Blutzellen. Im Blutausstrich sind die Thrombozyten rötlich-violett und weisen im Innern eine Granulation auf. Nach außen hin sind sie grau-blau.
Bei einigen Krankheiten können die Thrombozyten größer sowie unregelmäßig geformt sein.

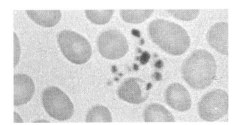

Aufgaben:
1. Was versteht man unter einem Differentialblutbild?
2. Beschreiben Sie die Arbeitsgänge bei der Herstellung und Untersuchung des Differentialblutbildes!

7.3.7 Ergänzende Untersuchungen

Thrombozytenzählung

Die Thrombozytenzählung wird bei bestimmten diagnostischen Fragestellungen durchgeführt. Sie ist notwendig vor Operationen, bei Gerinnungsstörungen, Thrombosen, Leukämien und Thrombopenien (verminderte Thrombozytenzahl) als ständige Kontrolle.

Das Prinzip der Zählung ist identisch mit der Erythrozyten- und Leukozytenzählung. Im folgenden werden die Unterschiede aufgeführt:

● Blutentnahme (am besten ist Venenblut geeignet) in die Leukozytenpipette mit einer Verdünnung von 1:20. Bei sehr hohen Thrombozytenzahlen wird die Entnahme und Verdünnung mit der Erythrozytenpipette vorgenommen.
Als Verdünnungslösung wird Ammoniumoxalatlösung, Plaxanlösung oder Novokainlösung verwendet.
Die Mischung von Blut und Verdünnungslösung erfolgt in 20–30 Min.

Hinweis: Für die Thrombozytenzählung gibt es im Handel Röhrchen mit der entsprechenden Verdünnungslösung, in die nur noch eine definierte Menge Blut aus einer Kapillare (Abnahme von Kapillarblut) übertragen wird. Nach dem Mischen und der Wartezeit (siehe Herstellerangaben) kann die Kammer sofort gefüllt werden. Die Zählung erfolgt wie unten beschrieben, und die Berechnungen können der Herstelleranweisung entnommen werden.

● Wie bei der Erythrozytenzählung wird im Thomakreuz (Mittelquadrat) ausgezählt: 5 Gruppenquadrate mit je 16 Kleinquadraten. Die Thrombozyten sind als dunkle Punkte mit hellem Hof sichtbar.
● Berechnung:

Volumen der	
5 Gruppenquadrate	= 2/100 mm^3
Umrechnung auf 1 mm^3 Blut	= Faktor 50
Verdünnung in Leukozytenpipette von 1 : 20	= Faktor 20

Berechnungsformel:
Σ gezählte Zellen · 20 · 50
= Σ gezählte Zellen · 1000
= Thrombozyten/μl Blut

Beurteilung:

Normalwerte bei Erwachsenen

150 000—300 000/μl Blut

SI-Einheiten:
Erwachsene 150—300 G/l
(Umrechnungsfaktor 0,001) G/l = Giga/Liter

Aufgabe: Beschreiben Sie die Thrombozyten und nennen Sie ihre Bedeutung für den menschlichen Organismus!

Retikulozytenzählung

Die Retikulozyten stellen die Frühform der Erythrozyten dar und kommen in einem bestimmten Mengenverhältnis im Blut vor. Im Aussehen unterscheiden sie sich von den Erythrozyten durch ihre Granula im Plasma in Form von feinen Pünktchen.

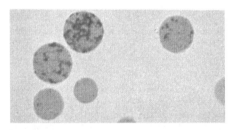

Diese Untersuchung wird bei Fragestellungen, die die Erythropoese (Entwicklung der Erythrozyten) betreffen und zur Therapiekontrolle von Eisen — und Vitamin B 12 — Mangelanämien durchgeführt. Die Retikulozytenzählung wird nicht in einer Zählkammer vorgenommen, sondern das Blut wird in einer feuchten Kammer (geschlossenes Gefäß, z.B. Petrischale, mit feuchtem Papiertuch) mit einer Spezialfärbung (Brilliantkresylblau: Mischungsverhältnis Blut zu Farbstoff 1:1) angefärbt und anschließend ein Blutausstrich angefertigt.

Es erfolgt eine Auszählung der Retikulozyten auf 1000 Erythrozyten. Zur Verkleinerung des Sehfeldes kann eine Zählhilfe angefertigt werden: aus einem Stück Papier wird ein Rechteck ausgeschnitten, und das Papier in das Okular eingelegt.

Normalwerte bei Erwachsenen

8—15 Retikulozyten/1000 Erythrozyten
= 35 000—75 000/μl Blut
Häufig erfolgt auch die Angabe in ‰:
8—15 ‰ Retikulozyten

7.4 Blutgerinnung

Da das Blut im Körper lebenswichtige Aufgaben zu erfüllen hat, bedeutet ein größerer Blutverlust eine große Gefahr. Der Körper verfügt über einen Mechanismus, der diesen lebensbedrohlichen Blutverlust bei kleineren Verletzungen verhindert: die Blutstillung bzw. Blutgerinnung (Hämostase).
Dieser Vorgang läuft in verschiedenen Phasen ab unter Beteiligung von:
— Gefäßwänden
— Thrombozyten
— 13 Gerinnungsfaktoren (z. B. die Plasmaproteine Prothrombin und Fibrinogen, der Mineralstoff Calcium)
— Vitamin K.
Entscheidend für den Körper ist, daß die Blutgerinnung in der schnellstmöglichen Zeit abläuft. Dies ist nur dann gegeben, wenn das komplizierte System einwandfrei funktioniert: alle beteiligten Faktoren müssen im Körper vorhanden sein, bzw. in ausreichender Menge gebildet werden (z. B. Thrombozyten, Gerinnungsfaktoren).
Mit Hilfe von verschiedenen Untersuchungsmethoden lassen sich Fehler in der Blutgerinnung ermitteln und Rückschlüsse auf Erkrankungen der Organe ziehen, die am Gerinnungsvorgang bzw. an der Bildung von Gerinnungsfaktoren beteiligt sind. Weiterhin dienen die Untersuchungsmethoden zur Überwachung von Patienten, denen gerinnungshemmende Mittel nach Operationen verabreicht wurden.

Bei den Untersuchungsmethoden unterscheidet man die
- **Globalteste,** die zur groben Erfassung von allgemeinen Störungen im gesamten System dienen (z. B. Gerinnungszeit),
- **Phasenteste,** mit denen ein Defekt in einer der Phasen des Gerinnungssystems festgestellt wird und die
- **Faktorenteste,** bei denen es möglich ist, die Aktivität einzelner Faktoren zu bestimmen (z. B. Fibrinogen, Prothrombin). Zu den Phasentesten gehören u. a. der Quick- und der PTT-Test.

Prinzip:

Das Prinzip aller Tests beruht auf der Bestimmung des Zeitpunktes, an dem das erste Fibrin in Form eines Gerinnsels nachweisbar wird. Dieses wird gemessen
- ab dem Zeitpunkt der Blutentnahme oder
- ab dem Zeitpunkt der Calciumzugabe bei ungerinnbar gemachtem Blut.

Vorbereitung des Blutes für die Untersuchungen:

- Es muß eine sorgfältige Nüchternblutabnahme (Venenblut) erfolgen. Die ersten Tropfen verwerfen.
- Das Blut sorgfältig mit Antikoagulanz zum Binden des Calciums verdünnen.
- Kontrollieren des Untersuchungsmaterials auf vorhandene Gerinnsel.
- Verwenden von geeigneten und sauberen Glasgefäßen und Pipetten (Einmalkunststoffröhrchen, silikonisierte Glasgefäße).
- Das Blut nicht gegen die Wand pipettieren, da sonst die Thrombozyten zerplatzen.
- Durchführen der Tests kurze Zeit nach der Blutentnahme, da einige Faktoren sehr instabil sind.
- Zur Plasmagewinnung das Blut nach spätestens 1 Std. zentrifugieren, 15 Min. bei 3000—4500 Umdrehungen.
Das Plasma muß für die Untersuchung thrombozytenfrei sein und wird nach dem Zentrifugieren in spezielle Gefäße gegeben.

Fehlerquellen:
- Pipettierfehler (siehe 4.2)
- Handhabungsfehler (s. o.)
- Genaues Beachten der Testansätze (Reagenzienlösungen) auf Haltbarkeit und Aufbewahrung.
- Einhalten der Testtemperatur (37 °C).
- Durchführung von Doppel- und Dreifachbestimmungen.
- Exaktes Stoppen der Gerinnungszeiten.
- Exakte Auswertung über die bei dem Test vorhandenen Bezugskurven.

Quick-Test (Thromboplastinzeit nach Quick, TPZ-Test)

Mit dieser Methode werden Faktoren der Anfangsphase der Blutgerinnung bestimmt.
Dieser Test wird häufig zur Überwachung von Patienten, bei denen eine Kumarin-Therapie durchgeführt wird, eingesetzt.
Kumarin wird zur Gerinnungshemmung nach Herzoperationen verabreicht, um eine Thrombosebildung zu verhindern.

Geräte und Substanzen:
Citratplasma,
Reagenz: Calciumhaltiges Human-Thromboplastin,
Kontrollserum zur Erstellung einer Vergleichskurve,
Koagulometer,
Stoppuhr.

Durchführung und Auswertung:
- Das Plasma 1 Min. bei 37 °C vorbereiten (im Wasserbad). Anschließend das Reagenz zugeben und gleichzeitig die Stoppuhr starten, gut mischen, und sofort die Zeit bis zur Bildung des Fibringerinnsels messen.
Der Gerinnungseintritt wird ermittelt durch Häkeln mit einer Platinöse (vorher ausglühen), einem Kunststoffhaken oder einem Koagulometer.
- Anhand der Vergleichskurve wird dann das Ergebnis in % abgelesen.

Normalwerte	
70—100 %	(Stoppuhr: 17—20 Sek.)

Abb. 7.20:
Koagulometer:
Ein Platinhäkchen
wird durch die
Probe geführt.
Es zeigt das erste
entstehende Fibrin-
fädchen elektro-
nisch an.

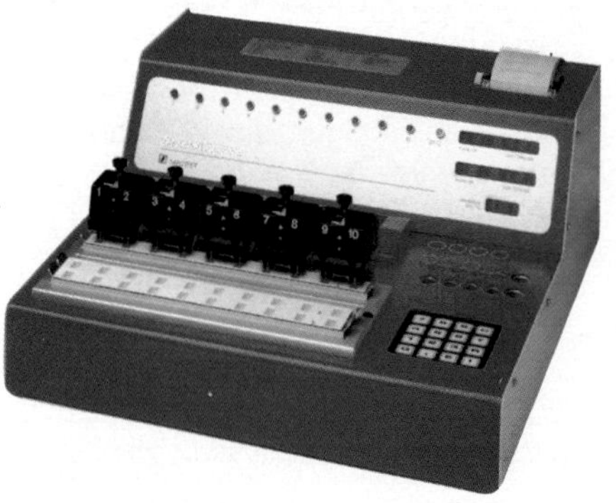

PTT-Test
(Partielle Thromboplastinzeit)

Mit dieser Methode werden Störungen in der Anfangsphase der Blutgerinnung im Intrinsic-System überprüft. Dieser Test wird häufig zur Überwachung von Patienten, bei denen eine Heparin-Therapie durchgeführt wird, eingesetzt.

Heparin wird nach Operationen zur Gerinnungshemmung verabreicht, um eine Thrombosebildung zu verhindern.

Geräte und Substanzen:
Citratplasma,
Reagenz a: PTT-Reagenz (Cephaloplastin + Phospholipide) oder Reagenz b: menschliche Thrombozyten + Kaolin (Kaolin = Faktor III, Phosphorlipid), Calciumchlorid,
PTT-Control,
Stoppuhr.

Durchführung und Auswertung:
Das Plasma 3 Min. mit dem Reagenz a oder Reagenz b bei 37 °C inkubieren. Danach Calciumchlorid zugeben, und die Stoppuhr starten: Es wird die Gerinnungszeit gestoppt.

Mit dem PTT-Control erfolgt die Qualitätskontrolle sowie die Erstellung einer Bezugskurve zur Berechnung der Zeit.

Normalwerte	
Reagenz a:	33—41 Sek.
Reagenz b:	bis 55 Sek.

7.5 Klinisch-chemische Untersuchungen

Die meisten Untersuchungen in der klinischen Chemie werden mit Hilfe des Photometers durchgeführt. Es handelt sich demzufolge um photometrische Bestimmungsverfahren, denen die Messung der Lichtabsorption zugrunde liegt.

Bei den Untersuchungen werden zwei Verfahren unterschieden:
— die Bestimmung der Substratkonzentrationen (z. B. Glukose)
— die Bestimmung der Enzymaktivitäten im menschlichen Stoffwechsel (z. B. γ-GT).

7.5.1 Enzymatische Bestimmungen

Wirkungsweise eines Enzyms

Ein Enzym ist ein Biokatalysator, der biochemische Reaktionen ermöglicht oder beschleunigt, ohne sich selbst dabei zu verändern oder zu verbrauchen. Im Körper laufen alle Reaktionen bei ca. 37 °C ab, einer optimalen Reaktionstemperatur für Enzyme.

Ein Enzym besteht aus einem Apoenzym und einem Coenzym. Das Apoenzym ist der **substratspezifische** Teil, er ist dafür verantwortlich, daß das Enzym mit nur einem bestimmten Stoff (Substrat) reagiert. Das Coenzym ist der **wirkungsspezifische** Teil, er bestimmt, welche Art der Reaktion (z. B. Oxidation oder Reduktion, etc.) durchgeführt wird (Abb. 7.21).

Auf diesen beiden Eigenschaften des Enzyms, Substratspezifität und Wirkungsspezifität, beruht das Prinzip der enzymatischen Bestimmung.

Enzyme sind im Stoffwechsel unbedingt notwendig für einen normalen Ablauf aller Reaktionen. Sie sind sehr empfindlich und reagieren sofort auf pathologische Veränderungen im Organismus. So kann aus einer erhöhten oder erniedrigten Enzymaktivität auf Erkrankungen von bestimmten Organen geschlossen werden (z. B. bei Lebererkrankungen ist die Aktivität der γ-GT erhöht).

Prinzip der Enzymaktivitätsbestimmung

Die Menge eines Enzyms zu bestimmen, ist sehr aufwendig und im Labor kaum möglich. Deshalb bestimmt man die Aktivität eines Enzyms: man mißt die Substratmenge, die von dem Enzym in einer bestimmten Zeiteinheit umgesetzt wird.

> 1 Unit ist die Enzymmenge, die in 1 Minute 1 µmol Substrat unter definierten Bedingungen umsetzt.
> Angabe in U/L (Units pro Liter) bei 25 °C

Die Bestimmung der Enzymaktivität am Photometer erfolgt im sogenannten **kinetischen Verfahren** (kinetische Messung): Es handelt sich hierbei um eine kontinuierliche Messung der Extinktionsänderung über eine bestimmte Zeiteinheit (z. B. jede Minute über 5 Min. lang).

Die Berechnung der Enzymaktivität erfolgt über die ermittelte Extinktionsdifferenz der Messungen $= \Delta E$) und einen Faktor, der vom Hersteller angegeben ist.

Reaktionsbedingungen:
– Um die Aktivität eines Enzyms in der Probe zu bestimmen, werden dem Versuchsansatz Coenzym und Substrat in ausreichender Menge zugesetzt.
– Die Reaktion muß bei einer definierten Temperatur (25 °C) ablaufen.
– Der Versuch muß unter optimalen pH-Wertbedingungen ablaufen.
– Der Reaktion muß eine ausreichende Menge Aktivatoren zugesetzt sein.

Durchführung:
● Photometer vorbereiten.
● Messung vorbereiten:
Temperierung der Probe und Reagenzien, Stoppuhr bereitlegen,
Füllen der Küvette.
● Start durch Zugabe des Probenmaterials bzw. Substrat-Coenzym-Gemisches zur Küvette: Stoppuhr starten und messen der Anfangsextinktion.

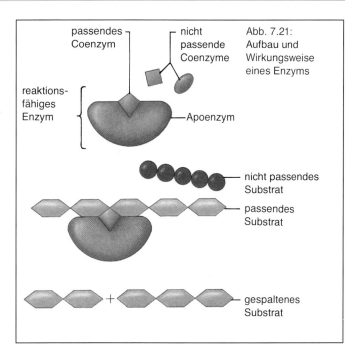

Abb. 7.21: Aufbau und Wirkungsweise eines Enzyms

passendes Coenzym — nicht passende Coenzyme

reaktionsfähiges Enzym — Apoenzym

nicht passendes Substrat

passendes Substrat

gespaltenes Substrat

● Ablesen der Extinktionsänderungen in bestimmten Zeitabständen (z. B. 1 Min., siehe Herstelleranleitung).
● Bilden der Extinktionsdifferenzen.
● Berechnen der Enzymaktivität mit dem Faktor des Herstellers.
● Dokumentieren des Ergebnisses.

Fehlerquellen:
Die enzymatischen Tests sind sehr empfindlich und daher auch sehr störanfällig. Deshalb muß auf folgende Punkte immer geachtet werden:
– Hinweise zur Handhabung des Photometers beachten
– Angaben der Hersteller beachten z. B. für Filterauswahl, Zeiten
– Einstellung des pH-Wertes
– Einhaltung der Temperatur der Lösungen und Proben bei der Reaktion
– saubere Gefäße
– richtige Lagerung der Lösungen
– Verunreinigungen im Plasma (z. B. durch Hämolyse)
– evtl. Verdünnung des Plasmas, falls sich die Extinktion nicht ändert
– genaue Zeitmessung (Stoppuhr).

Aufgaben:
1. Was ist ein Enzym, welche Aufgaben erfüllt es im Körper?
2. Beschreiben Sie das Prinzip der Enzymaktivitätsbestimmung!
3. Erklären Sie den Begriff „Enzymaktivität"!

γ-Glutamyl-Transferase (γ-GT)

Das Enzym γ-GT ist fast ausschließlich bei Erkrankungen der Leber und Gallenblase erhöht und in diesem Bereich ein wichtiges Indikatorenzym zur Diagnostik. Im Stoffwechsel katalysiert die γ-GT die Übertragung von γ-Glutamylresten auf Eiweißverbindungen.

Fallbeispiel 5: *Ein Patient kommt mit einem Ikterus in die Praxis. Die Harnuntersuchung auf Bilirubin und die Blutuntersuchung ergeben einen deutlich positiven Befund. Zur eindeutigen Abklärung der Diagnose veranlaßt der Arzt unter anderem eine Untersuchung der γ-GT.*

Prinzip:
Das Enzym γ-GT bewirkt die Entstehung der Substanz p-Nitroanilin, die photometrisch meßbar ist.
Bei einer Wellenlänge von 405 nm wird die Konzentrationszunahme der Substanz, die der Enzymaktivität entspricht, gemessen.

Geräte und Substanzen:
Untersuchungsmaterial (Serum, Plasma),
Reagenzienansatz aus
− Pufferlösung (enthält Glycylglycin)
− Startreagenz (enthält Substrat),
Wasserbad von 25 °C,
Küvetten mit Schichtdicke 1 cm,
Photometer mit Filter 405 nm (Hg),
Stoppuhr,
Pipetten.

Durchführung:
● Photometer nach Herstellerangaben vorbereiten.
● Reagenzien und Probenmaterial im Wasserbad temperieren.

● In eine Küvette nach Herstelleranweisung Pufferlösung und Serum pipettieren.
● Küvetten mischen und mindestens 5 Min. bei 25 °C temperieren.
● Startreagenz zur Küvette geben und gleichzeitig die Stoppuhr starten.
● Küvette mischen und in das Photometer stellen.
● In 1minütigem Abstand über 3 Min. lang die Extinktionszunahme messen.

Berechnung:
Berechnen der Extinktionsdifferenzen pro Minute (E/Min. $= \Delta$ E)
Berechnen des Mittelwertes aus den Extinktionsdifferenzen pro Minute.
Einsetzen des berechneten Mittelwertes in die vom Hersteller angegebene Formel und berechnen der Enzymaktivität:

$$\text{Enzymaktivität (U/l)} = \text{E/Min.} \cdot \text{Faktor}$$

Viele Hersteller haben auch Tabellen entwickelt, aus denen die Enzymaktivität bei verschiedenen Extinktionsdifferenzen einfach abzulesen ist.

Rechenbeispiel:
Folgende Extinktionswerte wurden bei einer Probe abgelesen und die Differenz zwischen den einzelnen Werten gebildet (Δ E).

$E_1 = 0{,}207$
$E_2 = 0{,}214$ $\quad 0{,}007 = \Delta E_1$
$E_3 = 0{,}227$ $\quad 0{,}007 = \Delta E_2$
$E_4 = 0{,}233$ $\quad 0{,}006 = \Delta E_3$

Von diesen Werten wird der Mittelwert bestimmt:

$$\frac{\text{Summe } \Delta \text{ E}}{\text{Anzahl der Differenzen}} = \overline{\Delta \text{E}}$$

$$\frac{0{,}02}{3} = 0{,}006666 \approx 0{,}007$$

$$\overline{\Delta \text{E}} = 0{,}007$$

Dieser Mittelwert $\overline{\Delta \text{E}}$ wird in die vom Hersteller angegebene Formel eingesetzt und die Enzymaktivität berechnet:

$$\overline{\Delta \text{E}} \cdot \text{F (1823)} = \text{Enzymaktivität U/l}$$

$$0{,}007 \cdot 1823 = 18 \text{ U/l}$$

Die Aktivität der γ-GT in der Probe beträgt 18 U/l.

Beurteilung:

Normalwerte in Abhängigkeit vom Alter	
Kinder 1. Tag bis 4. Woche	14—163 U/l
2. bis 12. Monat	2— 91 U/l
älter als 12 Monate	3— 17 U/l
Frauen	4— 18 U/l
Männer	6— 28 U/l

Hinweis:

Es ist nochmals deutlich darauf hinzuweisen, daß die Herstellerangaben bezüglich der Ausführung der Untersuchung genau zu beachten sind.

Fallbeispiel 5: *Bei dem ikterischen Patienten ergab die Untersuchung der γ-GT einen Anstieg des Wertes auf 200 U/l. Es muß nun eine Abklärung der Ursache des Ikterus erfolgen (z. B. Hepatitis, Gallenblasenerkrankung).*

Weitere Enzyme

Im Blut befinden sich weitere Enzyme, die für die Diagnostik wichtiger Erkrankungen von Bedeutung sind.
Die Untersuchungen der Enzyme sollen nicht näher dargestellt werden, es wird nur eine Einteilung hinsichtlich ihrer Bedeutung bei der Diagnostik von Lebererkrankungen und Herz-Kreislauferkrankungen vorgenommen.

Enzyme bei der Diagnostik von Lebererkrankungen:

γ-GT (s. o.)
GOT (Glutamat-Oxalacetat-Transaminase)
GPT (Glutamat-Pyruvat-Transaminase)
GLDH (Glutamat-Dehydrogenase)
Alkalische Phosphatase
LDH (Lactat-Dehydrogenase)

Enzyme bei der Diagnostik von Herz-Kreislauferkrankungen:

CK (Creatin-Kinase)
CK-MB (Isoenzym der Creatin-Kinase, das sehr spezifisch für den Nachweis von Herzmuskelschäden ist; katalysiert die gleichen Reaktionen wie die CK, hat jedoch eine andere Proteinstruktur)

GOT (Glutamat-Oxalacetat-Transaminase)
LDH (Lactat-Dehydrogenase)

Aufgaben:
1. Zählen Sie verschiedene Enzyme im Körper des Menschen auf!
2. Welche Enzyme werden bei Lebererkrankungen und Herzerkrankungen untersucht?
3. Beschreiben Sie die Untersuchung der γ-GT!

7.5.2 Substratbestimmungen

Substrate sind Stoffe, die von Enzymen umgesetzt werden.
Bei den Bestimmungsverfahren werden die chemische und die enzymatische Substratbestimmung unterschieden.

Prinzip der chemischen Substratbestimmung

Bei der chemischen Substratbestimmung wird die zu untersuchende Substanz in der Probe durch chemische Umsetzung in ein lichtabsorbierendes Reaktionsprodukt umgesetzt, oder sie verändert eine andere Substanz in ein lichtabsorbierendes Reaktionsprodukt. Die Konzentration des gemessenen Reaktionsproduktes entspricht der Konzentration der untersuchten Substanz.
Es handelt sich hierbei um eine **Endpunktmessung,** d. h. daß am Ende der abgelaufenen Reaktion, nach Umsetzung des gesamten Substrats, die photometrische Bestimmung durchgeführt wird.
Beispiele:
Gesamteiweißbestimmung (Biuret-Methode),
Bilirubin (Sulfanilsäure-Methode),
Creatinin (Methode nach Jaffe).

Prinzip der enzymatischen Substratbestimmung

Bei der enzymatischen Substratbestimmung wird die zu untersuchende Substanz durch ein Enzym in ein lichtabsorbierendes Reaktionsprodukt umgesetzt.

Die Konzentration des gemessenen Reaktionsproduktes entspricht der Konzentration der untersuchten Substanz.
Es handelt sich auch hierbei um eine **Endpunktmessung.**

Beispiele:
Glukose (mit Glukosedehydrogenase oder Glukoseoxidase und Peroxidase),
Harnstoff (mit Urease),
Cholesterin (mit Katalase und Peroxidase),
Triglyceride (z. B. mit Lipase, Esterase).
Die Auswahl der auf dem Markt vorhandenen Untersuchungsverfahren erfolgt nach der Spezifität, Störanfälligkeit, praktischen Durchführbarkeit sowie den Kosten pro Analyse.
Generell ist zu sagen, daß die enzymatischen Verfahren vorzuziehen sind, da sie am spezifischsten reagieren.
Die Durchführung, Berechnung und Fehlerquellen sind dem Kapitel 4.4.2 zu entnehmen.

Besondere Hinweise:
Bei den Substratbestimmungen sind häufig zwei Faktoren zu berücksichtigen, die in der jeweiligen Untersuchungsanleitung bei Bedarf beschrieben sind, die Enteiweißung des Probenmaterials und die Leerwertbestimmung.

Enteiweißung
Die Eiweiße stören bei vielen Bestimmungsverfahren und verfälschen das Ergebnis (außer bei der Gesamteiweißbestimmung). Deshalb werden die Eiweiße im Untersuchungsmaterial in unlösliche Verbindungen überführt (durch Perchlorsäure oder Trichloressigsäure) und ausgefällt. Danach erfolgt eine Zentrifugation der Probe. Der Überstand wird abgegossen und anschließend weiter untersucht.

Leerwertbestimmung
Zu Beginn einiger photometrischer Messungen muß die Extinktion der Reagenzien- bzw. Analysenlösung bestimmt werden. Diesen Wert bezeichnet man als **Reagenzienleerwert.** „Leer", da die Bestimmung nicht die Messung des zu untersuchenden Substrates betrifft.

Diese Bestimmung muß durchgeführt werden, da die verwendeten Lösungen Licht im Meßbereich der zu bestimmenden Substanz absorbieren (z. B. das Biuret-Reagenz bei der Eiweißbestimmung). Bei einigen Untersuchungen muß auch der sogenannte **Probenleerwert** (Reagenz mit Probe) bestimmt werden, da z. B. im Serum Stoffe enthalten sein können, die bei der photometrischen Bestimmung stören, z. B. bei trüben, ikterischen oder hämolytischen Proben (z. B. Fette bei der Hämoglobinbestimmung, Carotine bei der Bilirubin-Bestimmung).

> **Aufgaben:**
> 1. Beschreiben Sie die beiden Prinzipien der Substratbestimmung!
> 2. Erklären Sie den Begriff „Leerwert"!

Glukosebestimmung

> **Fallbeispiel 2** (S. 46): *Bei dem Jungen besteht der dringende Verdacht auf Diabetes mellitus. Die Glukosebestimmung im Harn sowie der Ketonkörpernachweis waren positiv. Dem Patienten wird Blut entnommen und sofort eine Blutglukoseuntersuchung veranlaßt.*

Die Glukosekonzentration im Blut eines gesunden Menschen liegt **nüchtern** bei 70—100 mg/dl.
In bestimmten Situationen treten Erhöhungen (z. B. nach Nahrungsaufnahme) oder Erniedrigungen (z. B. bei körperlicher Anstrengung) auf, die jedoch relativ schnell vom Körper ausgeglichen werden. Beim gesunden Menschen sorgt das Hormon Insulin für einen konstanten Blutglukosespiegel: es transportiert Glukose vom Blut in die Zellen, wo es zur Energiegewinnung genutzt wird.
Beim Diabetes mellitus liegt ein Mangel an Insulin vor, so daß die Zellen nicht mehr mit Glukose versorgt werden können: der Blutglukosespiegel steigt.
Wenn bei mehrmaligen Glukosebestimmungen ein Nüchternwert von über 120

mg/dl festgestellt wird, liegt ein Diabetes mellitus vor.

Untersuchungen des Blutglukosespiegels werden bei Verdacht auf Diabetes mellitus durchgeführt, dienen aber auch der regelmäßigen Kontrolle beim Diabetiker.

Der Blutglukosespiegel gibt Auskunft, ob der Diabetiker gut eingestellt ist, d. h. ob die angewandte Therapie (Insulin und/oder Diät) seine Stoffwechsellage normalisiert hat.

Es gibt verschiedene Untersuchungsmethoden, auf die im folgenden eingegangen wird.

Untersuchungsmaterialien sind Kapillar- und Venenblut (EDTA)

Photometrische Bestimmung
(siehe S. 96)

Teststreifen-Methode

Die Bestimmung mit dem Teststreifen basiert auf der GOD-Perid-Methode:

1. Glukose + H_2O + O_2

$\xrightarrow{GOD}$ Glukonsäure + H_2O_2

Wasserstoffperoxid

2. H_2O_2 + Indikator (H_2) (farblos)

$\xrightarrow{POD}$ 2 H_2O + Indikator (farbig)

Die Untersuchung ist genauso durchzuführen wie die Harnuntersuchungen.

Es bildet sich auf dem Teststreifen ein Farbkomplex, der visuell mit der abgebildeten Farbskala verglichen wird.

Für die Selbstkontrolle der Diabetiker gibt es kleine Geräte, die das Ergebnis dann photometrisch auswerten.

Bestimmung mit dem Reflexionsphotometer (Trockenchemie)

Diese Bestimmung ist ähnlich der Teststreifen-Methode: Es werden spezielle Teststreifen verwendet, die einen besonderen Aufbau mit spezieller Reaktionsschicht besitzen. Dieser Teststreifen wird in ein besonderes Gerät eingelegt, das von den Herstellern unter verschiedenen Namen vertrieben wird.

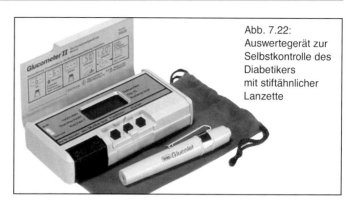

Abb. 7.22:
Auswertegerät zur Selbstkontrolle des Diabetikers mit stiftähnlicher Lanzette

Das Prinzip der Geräte beruht auf der Reflexionsphotometrie (siehe 4.4.2). Die Teststreifen werden in das Gerät eingelegt und das Ergebnis wird nach einer bestimmten Zeit digital angegeben.

Beurteilung:

Nüchternblutglukosewerte in verschiedenen Untersuchungsmaterialien	
Kapillarblut	Venenblut
70—100 mg/dl	70—100 mg/dl
SI-Einheiten	
3,9—5,5 mmol/l	3,9—5,5 mmol/l
(Umrechnungsfaktor 0,0555)	

Blutglukosewerte bei einer diabetischen Stoffwechsellage	
nüchtern	
Kapillarblut	Venenblut
> 120 mg/dl	> 120 mg/dl
> 6,7 mmol/l	> 6,7 mmol/l
1 oder 2 Stunden nach Nahrungsaufnahme	
> 200 mg/dl	> 180 mg/dl
> 11 mmol/l	> 10 mmol/l

Fehlerquellen:
— Art des entnommenen Blutes: Kapillarblutwerte liegen häufig 10 % höher als Venenblutwerte.
— Medikamente (z. B. Ascorbinsäure und Acetylsalicylsäure) beeinflussen die Farbreaktion.
— Behandlung des Untersuchungsmaterials (Zeitraum zwischen Entnahme und Untersuchung beachten).

In der Praxis werden häufig die Untersuchungen nach den Anweisungen der Reagenzienhersteller durchgeführt. Nebenstehend sind Ausschnitte eines „Waschzettels" für die photometrische Bestimmung von Glukose abgebildet.

Die Ziffern verweisen auf die Literaturquellen

* weisen auf nähere Erläuterungen zu den Enzymen hin, siehe unter „Berechnung"

NADH wird photometrisch gemessen

Angabe der in der Packung enthaltenen Reagenzien

Angaben über Haltbarkeit der Reagenzien und Lösungen genau beachten!

Hinweise auf „Anmerkungen" genau beachten!

Photometrische Bestimmung

Prinzip[1]

Glucose-Dehydrogenase* katalysiert die Oxidation von Glucose nach folgender Gleichung:

$$\beta\text{-D-Glucose} + NAD \xrightarrow{\text{Gluc-DH}^{\circledR}} D\text{-Gluconolacton} + NADH + H^+$$

Zusatz von Mutarotase* beschleunigt den Reaktionsverlauf. Die Menge des gebildeten NADH ist der Glucose-Konzentration proportional.

Probenmaterial

Vollblut, Serum, Plasma, Harn oder Liquor
Im unmittelbar nach der Abnahme enteiweißten und zentrifugierten Vollblut bleibt die Glucose-Konzentration bei Raumtemperatur und +4 °C 5 Tage unverändert.[2]
Im innerhalb von 30 min nach der Blutabnahme gewonnenen Serum oder Plasma bleibt die Glucose bei +4 °C 24 Stunden stabil.[3]
Im Harn bleibt die Glucose bei +15 °C bis +25 °C 4 Stunden und bei +4 °C 24 Stunden stabil.[4]

Reagenzien

2 × ❶ **Enteiweißungsmittel** (Konzentrat)
2 × ❷ **Puffer**
2 × ❸ **Coenzym** (NAD)
2 × ❹ **Enzymgemisch** (Glucose-Dehydrogenase, Mutarotase)
Alle Reagenzien sind bei +2 °C bis +8 °C aufbewahrt bis zum Verfalldatum verwendbar.

Methode mit Reagenzienvormischung

Diese Methode ist für Serienbestimmungen besonders geeignet.

Lösungen

(1) **Enteiweißungsmittel:** 0,33 mol/l ClO_4^-
Nicht mit der Haut in Berührung bringen und nicht mit dem Mund pipettieren!
Inhalt einer Flasche ❶ mit bidest. Wasser auf 50 ml auffüllen. Das Enteiweißungsmittel ist bei +15 °C bis +25 °C aufbewahrt 1 Jahr verwendbar.

(2) **Reaktionslösung:** 0,12 mol/l Phosphatpuffer pH 7,6;
0,15 mol/l Natriumchlorid; 10 kU/l Glucose-Dehydrogenase;
0,21 kU/l Mutarotase; 2,2 mmol/l NAD.
Inhalt je einer Flasche ❸ und ❹ im Inhalt einer Flasche Puffer ❷ lösen und gut mischen (s. Anm. 1).
Die Reaktionslösung ist bei +4 °C bis +8 °C 12 Wochen, bei +15 °C bis +25 °C 4 Wochen verwendbar.

Ausführung

Extinktionsmaximum: 340 nm
Filter: 340 nm, Hg 334 und Hg 365
Küvette: 1 cm Schichtdicke
Inkubation:

Temp.	+20 °C bis +25 °C	+37 °C
Zeit	7 min – 25 min	4 min – 15 min

Für jede Analysenserie einen Reagenzienleerwert ansetzen.
Reaktionslösung auf +20 °C bis +25 °C temperieren!

In Zentrifugengläser pipettieren:

	Analyse (A)	Reagenzienleerwert
Enteiweißungsmittel (1) Vollblut, Serum, Plasma oder Liquor	1,00 ml 0,10 ml	— —

Mischen, zentrifugieren, in Reagenzgläser oder Küvetten pipettieren:

Eiweißfreier Überstand bzw. 1 + 10 verd. Harn (s. Anm. 2) Reaktionslösung (2) Enteiweißungsmittel (1)	0,20 ml 2,00 ml —	— 2,00 ml 0,20 ml

Mischen und 7 min inkubieren. Die Extinktionen der Analysen (E_A) gegen den Reagenzienleerwert messen.

Angabe der Pipettier-anweisungen und Arbeitsgänge in tabellarischer Form

Berechnung Glucose-Konzentration = $\Delta E_A \times$ Faktor

Wellenlänge	Hg 334	340 nm	Hg 365	
Faktoren für Vollblut	348 19,3	341 18,9	632 35,1	mg/dl mmol/l
Faktoren für Serum, Plasma, Harn oder Liquor	353 19,6	346 19,2	641 35,6	mg/dl mmol/l

* Glucose-Dehydrogenase = β-D-Glucose: NAD-oxidoreductase, EC 1.1.1.47
Mutarotase   = Aldose-1-epimerase, EC 5.1.3.3

mit dem Reagenzienleerwert die Extinktion auf Null einstellen

ΔE_A = Extinktion der Analyse

Internationale Code-Nummer des Enzyms

andere Bezeichnung für das Enzym

Verdünnungsgrenze

1000 mg/dl ≙ 55,5 mmol/l

Normbereich[5]

Vollblut (nüchtern)	70–100 mg/dl (3,9–5,6 mmol/l)
Serum, Plasma (nüchtern)	75–115 mg/dl (4,2–6,4 mmol/l)
Liquor (Erwachsene, Lumbal)	45– 70 mg/dl (2,5–3,9 mmol/l)
Harn	bis 15 mg/dl (bis 0,83 mmol/l)

liegt das Untersuchungs-ergebnis über diesem Wert, so ist die Probe zu verdünnen und eine erneute Bestimmung durchzuführen (siehe z. B. unter „Anmerkung 2")

SI-Einheiten

Qualitätskontrolle

Zur Kontrolle von Präzision und Richtigkeit: — Warennamen —

Anmerkungen

1. Zum Auflösen des Enzymgemisches eine Flasche ❹ mit Puffer aus Flasche ❷ füllen und unter gelegentlichem Umschwenken ca. 15 Minuten stehen lassen. Dann den Inhalt der Flasche ❹ unter Nachspülen in Flasche ❷ überführen.
2. Harn wird nicht enteiweißt, sondern mit bidest. Wasser 1 + 10 verdünnt. Bei Glucose-Konzentrationen über 1000 mg/dl ≙ 55,5 mmol/l wird der Harn 1 + 100 verdünnt und das Ergebnis mit 9,2 multipliziert.

Literatur

1) D. Banauch, W. Brümmer, W. Ebeling, H. Metz, H. Rindfrey, H. Lang, K. Leybold und W. Rick, Z. Klin. Chem. u. Klin. Biochem. **13,** 101–107 (1975).
2) H. U. Bergmeyer, Methoden der enzymatischen Analyse, Bd. 1, 3. Aufl., Verlag Chemie, Weinheim 1974, S. 175.
3) A. Teuscher und R. Richterich, Schweiz. med. Wschr. **101,** 345 und 390 (1971).
4) R. J. und M. Henry, Clinical Chemistry, 2. Aufl., Harper & Row, New York 1974, S. 1301 bis 1302.
5) L. Thomas, Labor und Diagnose, Medizinische Verlagsgesellschaft, Marburg/Lahn 1984, S. 113–124.

Fallbeispiel 2 (S. 46): *Bei dem Patienten hat sich der Verdacht auf Diabetes mellitus bestätigt: Der Blutglukosewert betrug 240 mg/dl Blut.*

Aufgaben:
1. Beschreiben Sie die drei Möglichkeiten der Glukoseuntersuchung im Blut!
2. Untersuchen Sie die drei Möglichkeiten der Glukoseuntersuchung im Blut auf Vor- und Nachteile!
3. Nennen Sie alle Untersuchungen, die bei einem Patienten mit Verdacht auf Diabetes mellitus gemacht werden müssen!

Oraler Glukose-Toleranz-Test (OGTT)

Der orale Glukose-Toleranz-Test oder auch **Glukose-Belastungstest** genannt, wird bei Patienten aus folgenden Gründen durchgeführt:
– Verdacht auf Diabetes mellitus (latenter Diabetes)
– Laborwerten, die im Grenzbereich liegen
– klinischem Verdacht auf eine gestörte Glukosetoleranz.

Prinzip:
Dem Patienten wird eine bestimmte Menge Glukose verabreicht. Über einen Zeitraum von vier Stunden wird ihm stündlich Blut entnommen, das auf den Glukosegehalt untersucht wird. Ebenfalls stündlich wird der Harn des Patienten auf Glukose untersucht.
Der Test basiert auf einer maximalen Stimulierung des Organismus zur Prüfung der Glukosetoleranz: Der Blutglukosespiegel wird erhöht und durch die Untersuchungen überprüft. Es wird registriert, wann durch das Insulin wieder eine Normalisierung des Glukosespiegels einsetzt.
Nach einer Stunde ist im gesunden Stoffwechsel die Insulinausschüttung am höchsten. Die Glukose wird in die Leber

(Glykogenaufbau), in den Muskel (Glykogenaufbau) und in das Fettgewebe (Umbau zu Depotfetten) abtransportiert.
Die erhaltenen Werte eines Patienten ergeben eine Kurve, die mit einer sogenannten Normalwertkurve verglichen werden kann.
Ist keine Auswertungskurve vorhanden, können mit einer Normalwerttabelle die Untersuchungsergebnisse verglichen werden.

Durchführung:
Vorbereitung des Patienten:
● Der Patient soll die drei Tage vor dem Test wie üblich essen.
● Er muß Medikamente (je nach Art) drei Tage vorher absetzen.
● Er soll sich normal körperlich betätigen.
● Bei Frauen sollte der Test mindestens drei Tage nach der Menstruation stattfinden.
● Der Patient darf 12 Std. vor Beginn des Testes nichts mehr zu sich genommen haben (nüchtern).
Tag des Testes:
● Entnahme von Kapillar- oder Venenblut zwischen 8.00 und 9.00 Uhr zur Bestimmung des Nüchternblutglukosewertes.
● Einnahme von 75 g oder 100 g Glukose oder Oligosacchariden (bestehen aus 3–10 Glukosemolekülen) meist in flüssiger Form durch den Patienten innerhalb von 5 Min.
● Blutentnahme des Patienten nach 1 Std., 2 Std. und evtl. 3 Std. und Bestimmung des jeweiligen Blutglukosewertes.
● Urintest auf Glukose ebenfalls nach den angegebenen Zeiten.

Beurteilung:
Die erhaltenen Werte des Patienten werden mit einer vom Hersteller dem Untersuchungsansatz mitgelieferten Tabelle oder Kurve verglichen (Abb. 7.23). Es wird festgestellt, ob die Glukosetoleranz des Patienten im Normalbereich liegt oder verändert ist.

Eine gestörte Glukosetoleranz liegt vor bei relativem oder absolutem Insulinmangel sowie bei Pankreasschäden.

Fehlerquellen:
- Erhöhung der Werte durch Medikamente, Erkrankungen und besondere Stoffwechsellagen (z. B. Schwangerschaft). .
- Unterschiedliche Blutglukosewerte je nach Blutentnahmeart.

Aufgaben:
1. Beschreiben Sie die Durchführung des oralen Glukosetoleranztestes!
2. Bei welchen Patienten ist die Durchführung dieses Testes angebracht?

Eiweißbestimmung

Serumeiweiß – Elektrophorese

Bei bestimmten Erkrankungen treten die Serum- bzw. Plasmaproteine (Albumine und Globuline) vermehrt oder vermindert auf (z. B. bei Infektionen und chronischen Entzündungen).
Mit der Elektrophorese kann das Serumeiweiß in seine Albumin- und Globulinfraktionen zerlegt werden, die dann in einem zweiten Schritt photometrisch gemessen werden können.

Prinzip:
Die Eiweiße wandern in einem elektrischen Feld mit einer bestimmten Geschwindigkeit, die von ihrer Molekulargröße abhängt.
Dadurch erfolgt die Auftrennung der Eiweiße in die einzelnen Fraktionen.
Die Eiweiße werden mit Eiweißfarbstoffen angefärbt und photometrisch an einem besonderen Auswertegerät gemessen.

Geräte und Substanzen:
Serum als Untersuchungsmaterial,
Elektrophorese-Folie aus Zellulose-Azetat,
Elektrophoresekammer,
Elektrodenpuffer (pH 8,6),
Gleichstrom von 200–250 Volt,
Eiweißfarbstoffe,
Auswertegerät.

Durchführung:
● Auf einer Elektrophorese-Folie Serum auftragen. Die Folie in die Elektrophore-

Beurteilung der Glukosewerte im Kapillarblut beim oGTT

	nüchtern	nach 1 Std.	nach 2 Std.	nach 3 Std.
	in mg/dl und mmol/l			
normal	< 100 < 5,55	< 160 < 8,88	< 120 < 6,66	< 100 < 5,55
Grenz- bereich	100–129 5,55–7,16	160–219 8,88–12,15	120–149 6,66–8,27	100–129 5,55–7,16
diabetisch	> 130 > 7,22	> 220 > 12,21	> 150 > 8,33	> 130 > 7,22

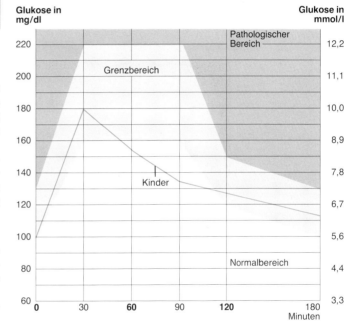

Abb. 7.23:
Auswertungskurve zum oGTT (bei enzymatischer Bestimmung im Kapillarblut)

sekammer einlegen, so daß beide Enden mit dem Elektrodenpuffer in Berührung stehen.
● Gleichstrom von 200–250 Volt an die Kammer anlegen.
Nun erfolgt die Auftrennung der Eiweißfraktionen in einer Laufzeit von 20 Minuten. Die Eiweiße wandern zur Anode, und es erfolgt eine bandenförmige Trennung der Eiweiße in die Albumine und α_1-, α_2-, β- und γ-Globuline.
● Nach der Auftrennung erfolgt die Anfärbung der Eiweißfraktionen auf der Folie mit bestimmten Eiweißfarbstoffen (Ponceau S, Amidoschwarz 10B).

Abb. 7.24:
a) Elektrophorese-kammer

b) getrennte Eiweiß-fraktionen auf Elektrophorese-Folie

c) Gerät zur photometrischen Auswertung der Elektrophorese-Folie

d) Normalkurve einer Serum-Eiweiß-Elektrophorese

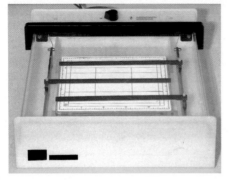

a)

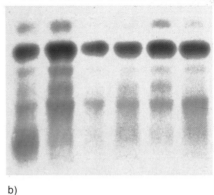

b)

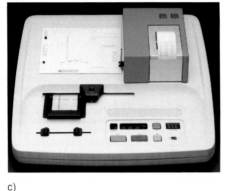

c)

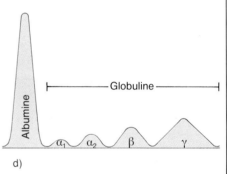

d)

● Anschließend die Folie transparent machen (die Folie wird durchsichtig und die angefärbten Fraktionen sind gut erkennbar) und photometrisch mit einem Auswertegerät die einzelnen Eiweißmengen bestimmen.

Beurteilung:
Nach der photometrischen Auswertung erhält man folgende Werte:
– eine Kurve, die die Dichte der einzelnen Eiweißfraktionen darstellt
– die Angabe der einzelnen Eiweißfraktionen in Prozent
– die Angabe der einzelnen Eiweißkonzentrationen in g/l.

Normalwerte

Verteilung der Fraktionen in %

| Färbung | Albumin | Globuline | | | |
		α_1	α_2	β	γ
Amidoschwarz	60,6-68,6	1,4-3,4	4,2- 7,6	7,0-10,4	12,1-17,7
Ponceaurot S	55,3-68,9	1,6-5,8	5,9-11,1	7,9-13,9	11,4-18,2

Verteilung der Fraktionen in g/l (Ponceaurot S-Färbung)

Schulkinder	40,0-52,5	1,2-2,5	4,3- 8,6	4,1- 7,9	5,9-13,7
Erwachsene	35,2-50,4	1,3-3,9	5,4-11,3	5,9-12,4	5,8-15,2

Weitere Substratbestimmungen

Bei folgenden Untersuchungen soll nicht näher die Methode dargestellt werden, da sie den Herstelleranweisungen meist gut zu entnehmen ist. Es wird auf die Bedeutung der Untersuchungen und die Normalwerte eingegangen.

Cholesterin

Cholesterin gehört zur Gruppe der Lipide (Fette). Es wird im Organismus selbst hergestellt und über tierische Nahrungsmittel zusätzlich zugeführt.

Cholesterin dient z. B. als Bauelement für einige Hormone und für die Gallensäuren. Da Cholesterin wasserunlöslich ist, wird es im Blut als Lipoprotein transportiert, d. h. es wird an Proteine gebunden (als HDL- und LDL-Cholesterin).

Ein erhöhter Blutcholesterinspiegel, insbesondere ein erhöhter Anteil an LDL-Cholesterin, stellt einen entscheidenden Risikofaktor bei der Entstehung von Herz-Kreislauferkrankungen dar, da es an der Entstehung von Arteriosklerose mitwirkt.

Dagegen wirkt ein erhöhter Anteil des HDL-Cholesterins als gewisser Schutz für Herz und Gefäße vor arteriosklerotischen Veränderungen. Zur Abschätzung des arteriosklerotischen Risikos wird im Labor daher neben dem Gesamtcholesterin auch das HDL-Cholesterin bestimmt. Das LDL-Cholesterin kann dann als Differenz berechnet werden.

Werte für Gesamtcholesterin

verdächtig ab	220 mg/100 ml Serum
erhöht ab	260 mg/100 ml Serum

SI-Einheiten
verdächtig ab	5,7 mmol/l Serum
erhöht ab	6,7 mmol/l Serum
(Umrechnungsfaktor 0,0258)	

Normalwerte für HDL-Cholesterin

Frauen	45 mg/100 ml Serum
Männer	55 mg/100 ml Serum

SI-Einheiten
Frauen	1,68 mmol/l Serum
Männer	1,42 mmol/l Serum
(Umrechnungsfaktor 0,0258)	

Triglyzeride

Die aufgenommenen Nahrungsfette (Triglyzeride) werden im Darm in Glyzerin und Fettsäuren zerlegt. In den Darmwandzellen werden sie wieder zu Triglyzeriden aufgebaut und über das Lymphgefäßsystem in die Leber transportiert. Anschließend werden sie im Fettgewebe abgelagert. Da die Triglyzeride wasserunlöslich sind, werden sie im Blut als Lipoproteine transportiert.

Bei einer Störung des Fettstoffwechsels steigt der Triglyzeridspiegel im Blut an. Die Triglyzeride gehören ebenfalls zu den Risikofaktoren bei der Entstehung der Herz-Kreislauferkrankungen.

Werte für Triglyzeride

verdächtig ab	150 mg/100 ml Serum
erhöht ab	200 mg/100 ml Serum

SI-Einheiten
verdächtig ab	1,7 mmol/l Serum
erhöht ab	2,3 mmol/l Serum
(Umrechnungsfaktor 0,0114)	

Bilirubin

Bei Lebererkrankungen tritt Bilirubin im Harn und evtl. auch im Blut auf (siehe 6.4.6). Bei einem positiven Bilirubinbefund im Harn wird zur eindeutigen Diagnose der Erkrankung der Bilirubingehalt im Blut untersucht.

Bei der Bestimmung des Bilirubins wird meist das Gesamtbilirubin gemessen.

Es kann auch nur das unkonjugierte Bilirubin bestimmt werden, was zur Diagnostik einiger Lebererkrankungen von Bedeutung ist.

Normalwerte für Bilirubin

Gesamtbilirubin	unkonjugiertes Bilirubin
bis 1,0 mg/100 ml Serum	bis 0,25 mg/100 ml Serum

SI-Einheiten
bis 17,1 μmol/l Serum	bis 4,3 μmol/l Serum
(Umrechnungsfaktor 17,104)	

Aufgaben:
1. Zählen Sie verschiedene Substrate im Körper auf!
2. Nennen Sie die Bedeutung der Substrate Cholesterin und Triglyzeride im Körper!

7.5.3 Elektrolytbestimmungen

Elektrolyte sind z. B. K^+, Na^+, Ca^{2+}, Cl^-. Auf die nähere Bestimmung der einzelnen Elektrolyte soll hier nicht näher eingegangen werden. Grundsätzlich ist festzuhalten, daß viele mit der **Flammenphotometrie** bestimmt werden (siehe 4.4.2). Die Untersuchungen werden nur in Laborgemeinschaften durchgeführt, da es sich um Spezialuntersuchungen handelt.

Im folgenden wird auf die Bedeutung einiger Untersuchungen und auf die Normalwerte kurz eingegangen.

Calcium

Der Calciumspiegel im Organismus ist abhängig von der Resorption des mit der Nahrung zugeführten Calciums im Darm mit Hilfe des Vitamin D sowie der Funktion der Nebenschilddrüsen und der Nieren.

Calcium ist wichtig bei Vorgängen der Muskelkontraktion sowie für den Knochenaufbau (Festigung, Härtung).

Erhöhte Werte durch eine Überfunktion der Nebenschilddrüsen führen häufig zu Nierensteinen, renalen Verkalkungen, Pankreatitis u. a.

Erniedrigte Werte führen besonders zu Störungen des Knochenstoffwechsels und zur Tetanie.

Ursache ist entweder eine unzureichende Zufuhr mit der Nahrung oder Resorptionsstörungen im Darm durch Vitamin D-Mangel oder eine Fehlfunktion der Nebenschilddrüsen.

Besondere Bedeutung hat die ausreichende Calciumversorgung bei Schwangeren, Kleinkindern und alten Menschen. Es muß stets auf eine ausreichende Zufuhr mit der Nahrung (z. B. Milch- und Milchprodukte) geachtet werden.

Kalium

Kalium ist bedeutend für die Aufrechterhaltung des Säure-Basen-Haushaltes im Organismus.

Erhöhung z. B. bei Niereninsuffizienz, massiver Hämolyse, diabetischer Azidose im Schock.

Hyperkaliämien können zu Herzstillstand, Kammerflimmern und Extrasystolen führen. Das EKG zeigt typische kaliumabhängige Veränderungen.

Erniedrigung z. B. bei Wasserverlusten über den Darm (bedingt z. B. durch Mißbrauch von Abführmitteln) oder über die Niere (z. B. Einnahme von Diuretika).

In der Praxis wird Kalium insbesondere bei Patienten kontrolliert, die Diuretika einnehmen. Ebenso bei Patienten mit Niereninsuffizienz.

Natrium

Natrium ist wichtig für die Aufrechterhaltung des Säure-Basen-Haushaltes sowie die Regulation des Wasserhaushaltes im Körper. Weiterhin ist es an Vorgängen der Erregungsleitung in Nerven und Muskeln beteiligt.

Erhöhung z. B. durch Infusionen, Mineralocorticosteroide, vermehrte Aufnahme mit der Nahrung.

Erniedrigung z. B. durch verminderte Zufuhr, Verlust durch Durchfall, Erbrechen, Schwitzen.

Aufgaben:
1. Nennen Sie wichtige Elektrolyte im Körper!
2. Beschreiben Sie die Aufgaben von Calcium im Körper!

Normalwerte		
Calcium	Kalium	Natrium
4,5—5,4 mval/l Serum	3,6—5,4 mval/l Serum	137—147 mval/l Serum
SI-Einheiten 2,3—2,7 mmol/l (Umrechnungsfaktor 0,51)	SI-Einheiten 3,6—5,4 mmol/l (Umrechnungsfaktor 1)	SI-Einheiten 137—147 mmol/l (Umrechnungsfaktor 1)

8 Nachweis von Krankheitserregern

Grundlagen

Zu den Krankheitserregern gehören **Mikroorganismen:** Bakterien, Viren, Pilze (z. B. Hefen), Protozoen (z. B. Trichomonaden) **Parasitische Würmer** (Helminthen, z. B. Spulwürmer).

Mikroorganismen und Helminthen befinden sich überall in unserer Umwelt. Bestimmte Mikroorganismen gehören zur normalen Flora der Haut, des Vaginalsekretes, des Darmes, etc. und sind apathogen.

Sie schützen den Organismus durch ihr Vorhandensein vor bestimmten Krankheitserregern (z. B. in der Scheide) oder sorgen z. B. im Dickdarm für den Abbau von Nahrungsmitteln.

Je nach Krankheitserreger eignen sich verschiedene Untersuchungsmaterialien zum Nachweis: Harn, Vaginalsekret, Stuhl, Sputum, Liquor und Blut.

Bakterien und Pilze müssen zur genaueren Differenzierung durch bestimmte Methoden angezüchtet werden. Dies erfolgt nur in einigen Fällen in einem Praxislabor. Meist werden die Proben zu Untersuchungsämtern eingeschickt, die über große mikrobiologische Labors verfügen und die Anzucht und Differenzierung vornehmen.

Der Nachweis von Viren ist nicht in der normalen Arztpraxis möglich. Proben werden in diesem Fall immer an Untersuchungsämter eingesandt und hier mit komplizierten Methoden angezüchtet.

Der Nachweis von Krankheitserregern kann auf zwei Arten erfolgen:

Direkter Nachweis im Untersuchungsmaterial:
— mikroskopisch im gefärbten oder ungefärbten (Nativ-)Präparat

— kulturelle Anzucht auf Nährböden zur Vermehrung und anschließenden genaueren Differenzierung durch biochemische Methoden

— Resistenztests (Nachweis, ob die Erreger gegen bestimmte Medikamente resistent sind, d. h. nicht reagieren).

Indirekter Nachweis im Untersuchungsmaterial:
— durch serologische Untersuchungen.
Falls Erreger vorhanden sind, haben sich im Körper Antikörper gebildet. Durch die serologische Reaktion, die Antigen-Antikörper-Reaktion, können die Antikörper und indirekt dadurch die Erreger nachgewiesen werden.

8.1 Mikroskopische Untersuchungen

8.1.1 Bakterien

Im ungefärbten Präparat (Nativpräparat) unter dem Mikroskop sind die Bakterien nicht sichtbar.

Die Bakterien unterscheiden sich u. a. in ihrem Zellwandaufbau, der durch bestimmte Färbemethoden sichtbar gemacht wird. Die Diagnose ist durch verschiedene Anfärbungen möglich, jedoch können nicht alle Bakterien auf diese Weise differenziert werden und zusätzlich sollten immer noch weitergehende Untersuchungen erfolgen. Eine Anfärbung der Bakterien wird in der Regel nicht in der Praxis durchgeführt sondern in Speziallabors oder Untersuchungsämtern.

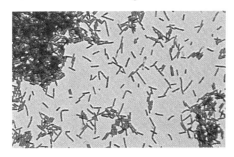

Herstellung eines Präparates:
● Das Untersuchungsmaterial (z. B. Urin, Blut, Sputum, Vaginalsekret) mit einer Platinöse auf einen sauberen Objektträger dünn auftragen. Die Platinöse muß jeweils vor und nach dem Gebrauch in einer Flamme ausgeglüht werden.
● Vor der Färbung das Präparat fixieren: Den Objektträger dreimal durch die Flamme ziehen (Hitzefixation).

Gramfärbung:
Nach ihrem Zellwandaufbau lassen sich die Bakterien in zwei Gruppen unterscheiden:
grampositive Bakterien, deren Zellwand sich durch den Farbstoff Karbol-Gentianaviolett blau-violett anfärben läßt (z. B. Staphylokokken, Streptokokken, Pneumokokken),
gramnegative Bakterien, deren Zellwand sich nicht durch Karbol-Gentianaviolett anfärben läßt und die durch den Farbstoff Karbol-Fuchsin rot angefärbt werden (z. B. Gonokokken, Meningokokken, Salmonellen, Escherichia coli).

Ziehl-Neelsen-Färbung:
Diese Spezialfärbung dient zum Nachweis von säurefesten Bakterien. Sie halten auch dann den Farbstoff Karbol-Fuchsin, wenn eine Entfärbung mit Alkohol versucht wurde und erscheinen rot im Präparat. Die übrigen Bakterien erscheinen blau nach einer Gegenfärbung mit Methylenblau.
Zur Gruppe der säurefesten Stäbchen gehören die Mykobakterien und einige Aktinomyzeten.
Bedeutend ist diese Färbung beim Nachweis von Tuberkulosebakterien im Sputum. Um eine Tuberkulose ausschließen zu können, müssen bei einem negativen Befund unbedingt noch weitere Untersuchungen folgen.

Methylenblau-Färbung:
Mit dieser Färbung werden speziell Gonokokken nachgewiesen, die durch den Farbstoff Methylenblau angefärbt werden und als mittel- bis dunkelblaue semmelförmig aneinanderliegende Diplokokken sichtbar sind.

8.1.2 Pilze

Pilze (z. B. Hefen) sind größer als Bakterien. Da sie sowohl im ungefärbten (Nativpräparat) als auch im gefärbten Präparat sichtbar sind, hängt die Präparatherstellung jeweils von der Fragestellung ab: Im gefärbten Präparat sind zusätzlich noch

Bakterien, im ungefärbten Präparat hingegen sind Trichomonaden erkennbar (z. B. im Vaginalsekret).
Diese Untersuchung wird häufig in einer gynäkologischen Praxis durchgeführt, um eine sofortige Diagnose über eine Pilzinfektion zu bekommen.

Herstellung eines Nativpräparates:
● Auf einen Objektträger einen Tropfen physiologische Kochsalzlösung (0,89 %) geben.
● Ein Tropfen des Untersuchungsmaterials (z. B. Vaginalsekret) mit der Platinöse im Tropfen der Kochsalzlösung vermischen. Das Präparat mit einem Deckglas abdecken.
● Bei mittlerer Vergrößerung (1:40) und abgeblendetem Licht mikroskopieren.

Auswertung:
Pilze kommen sowohl als Fäden wie auch als kugelige oder ovale Zellen vor. Dies gilt insbesondere für die häufigste pathogene Hefe Candida albicans.

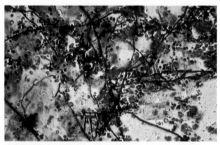

Candida albicans
im Vaginalsekret gefärbt

8.1.3 Protozoen
Von den Protozoen haben zwei Arten bei uns besondere Bedeutung: die Trichomonaden an erster Stelle und leider zunehmend der Malaria-Erreger.

Nachweis von Trichomonaden:
Die Trichomonaden sind im Urinsediment oder im Vaginalsekret nachweisbar.
Es wird jeweils ein Nativpräparat hergestellt und auf 36 °C erwärmt.
Im mikroskopischen Bild sind die Trichomonaden gut erkennbar: Sie sind rund oval oder unregelmäßig geformt und ha-

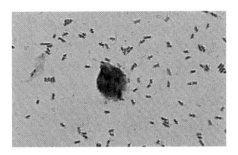

ben vier Geißeln, mit deren Hilfe sie sich ruckartig bewegen.

Nachweis des Malariaerregers:
Der Malariaerreger befindet sich im Blut und vermehrt sich in den Erythrozyten. Es wird ein Blutausstrichpräparat angefertigt, das angefärbt und mikroskopisch untersucht wird.
Dieser Nachweis wird allerdings nicht in der Praxis durchgeführt, sondern in Untersuchungsämtern oder Speziallabors.

8.1.4 Parasitische Würmer

Zu dieser großen Gruppe gehören z. B. die Maden- und Bandwürmer. Die Madenwürmer sind entweder direkt nachweisbar im Stuhl als kleine ca. 0,5 bis 1 cm lange Würmer oder indirekt über ihre Eier, die sie bevorzugt in der Nähe des Afters ablegen.
Die Bandwürmer sind im Stuhl anhand ausgeschiedener Glieder zu erkennen, die ca. 0,5 bis 1 cm groß sind.

Nachweis von Wurmeiern:
Bei Kindern im Kleinkindalter treten besonders häufig Madenwürmer auf. Der Nachweis ist möglich über ein sogenanntes **Flotationsverfahren,** in dem die Eier aus einer Kotprobe angereichert und dann mikroskopisch nachgewiesen werden. Diese Methode wird jedoch nur in Untersuchungsämtern oder Speziallabors durchgeführt.
Eine zweite sehr einfache Möglichkeit ist die **Zellophanprobe:** Morgens vor der Stuhlentleerung wird ein Stück Zellophanklebestreifen auf den After und die Umgebung gedrückt und sofort wieder abgezogen.

Der Streifen wird mit der Klebeseite nach unten auf einen Objektträger gelegt und bei der 10er Vergrößerung unter dem Mikroskop untersucht: Die evtl. vorhandenen Eier sind deutlich an ihrer typischen ovalen Form zu erkennen.

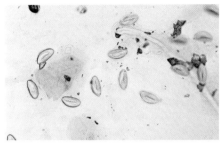

8.2 Kulturelle Untersuchungen

Da die Bakterien unter dem Mikroskop nur in einigen Fällen zu differenzieren sind und auch durch Anfärbung häufig nur eine Gruppeneinteilung möglich ist, muß zur eindeutigen Diagnose immer eine Anzucht und Vermehrung erfolgen.
In der Regel wird von dem Untersuchungsmaterial zuerst ein Ausstrich gemacht (z. B. Blut, Harn, Vaginalsekret, Sputum, Liquor) und anschließend eine Kultur angelegt: Die Bakterien werden in einem Nährmedium angereichert und anschließend auf Agarplatten angezüchtet.
Da zunächst verschiedene Mikroorganismen auf den Platten wachsen, muß die Anlegung einer Reinkultur (nur eine bestimmte Bakterienart) erfolgen.
Danach erfolgt anhand biochemischer Methoden (Untersuchung von Stoffwechselreaktionen) eine eindeutige Diagnose.
Diese Untersuchungen werden in Untersuchungsämtern oder Speziallabors durchgeführt.
Bei den Untersuchungsmaterialien Blut und Stuhl erfolgt meistens sofort eine kulturelle Untersuchung, da im Ausstrichpräparat keine Bakterien nachweisbar sind.
Pilzerkrankungen können ebenfalls durch kulturelle Untersuchungen nachgewiesen werden.

Abb. 8.1:
Eintauchnährboden für
die bakteriologische
Harnuntersuchung

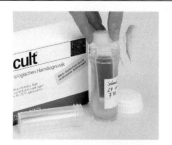

Nährbodenträger
aus dem Röhrchen
nehmen, in den
Harn tauchen.

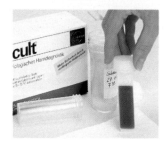

Überschüssigen
Harn abtropfen
lassen, restliche
Tropfen mit einem
Tupfer absaugen.

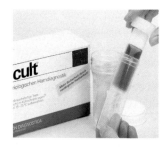

Nährbodenträger
in das Röhrchen
geben, Deckel
zuschrauben.

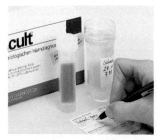

Röhrchen mit den
Patientendaten
beschriften.

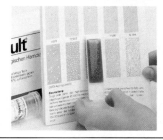

Nach Inkubation
beide Nährboden-
seiten anhand der
Musterbilder
auswerten.

8.2.1 Bakteriologische Harnuntersuchung

Wenn ein Verdacht auf eine Bakteriurie besteht, wird in der Praxis oft eine Keimzahlbestimmung angeordnet. Hierfür wird ein Eintauchnährboden verwendet, der mit zwei verschiedenen Nährbodenarten beschichtet worden ist und der Anzucht bestimmter Keime im Harn dient.

Prinzip:
Auf bestimmten Nährböden werden die im Harn befindlichen Keime angezüchtet und die Kolonien anschließend ausgezählt.

Geräte und Substanzen:
Eintauchnährboden,
Brutschrank.

Durchführung und Auswertung:
Eine bestimmte Menge gut durchmischten Harn auf den Agar geben oder den Agar in den Harn tauchen. Das Gefäß verschließen und 24 Std. bei 37 °C im Brutschrank bebrüten. Das Wachstum der Bakterien erkennt man an kleinen runden kugeligen Erhebungen (Kolonien) auf dem Nährboden. Die Kolonien werden ausgezählt und mit Hilfe einer Tabelle die Keimzahl in der Harnprobe ermittelt.

Fehlerquellen:
— Für die Untersuchung nur Mittelstrahl- oder Katheterurin verwenden.
— Die Agarflächen nicht mit der Hand oder anderen Gegenständen berühren, da sonst das Ergebnis positiv verfälscht wird.
— Das Gefäß genau beschriften.
— Die Temperatur und Zeit genau beachten.

Aufgaben:
1. Nennen Sie verschiedene Krankheitserreger!
2. Beschreiben Sie die beiden Möglichkeiten des Nachweises von Krankheitserregern!
3. Wie wird eine bakteriologische Harnuntersuchung mit dem „Eintauchnährboden" in der Praxis durchgeführt?

Übersicht über Untersuchungsmaterialien und Nachweismethoden für die verschiedenen Krankheitserreger

Untersuchungs-material	Erkrankung	Krankheits-erreger	Nachweismethoden
Harn	Nieren- und Blasen-entzündungen	Bakterien	Mikroskopischer Nachweis im gefärbten Präparat (z. B. Gramfärbung)
			Kulturelle Anzucht auf Nährböden
			Resistenztest
Vaginalsekret	Geschlechts-krankheiten (z. B. Gonorrhoe, Syphilis)	Bakterien	serologischer Nachweis, gefärbtes Präparat
	Infektionen der Geschlechtsorgane	Pilze Trichomonaden	Nativpräparat (evtl. gefärbtes Präparat)
			Kulturelle Anzucht auf Nährböden
Stuhl	Darminfektionen	Madenwürmer	Mikroskopischer Nachweis der Würmer im Stuhl durch das Flotationsverfahren oder die Zellophanprobe
		Bandwürmer	Mikroskopischer Nachweis der Bandwurmglieder im Stuhl
		Bakterien	Kulturelle Anzucht auf Nährböden
Sputum	Lungenentzündung Tuberkulose	Bakterien	Mikroskopischer Nachweis im gefärbten Präparat
	Pilzinfektionen	Pilze	Kulturelle Anzucht auf Nährböden
			Serologischer Nachweis
Liquor	Gehirnhaut-entzündung	Bakterien	Mikroskopischer Nachweis im gefärbten Präparat
			Kulturelle Anzucht auf Nährböden
Blut	fieberhafte Allgemein-infektionen	Bakterien Viren Malaria-Erreger	Mikroskopischer Nachweis im gefärbten Präparat (z. B. Malaria-Erreger)
			Kulturelle Anzucht auf Nährböden
			Serologische Untersuchung
			Resistenztest

9 Weitere Untersuchungen

9.1 Untersuchungen zur Krebsvorsorge

9.1.1 Blutnachweis im Stuhl

Mit diesem Test kann **okkultes Blut** (für das Auge nicht sichtbares Blut) im Stuhl nachgewiesen werden.

Prinzip:
Bei Vorhandensein von Blut verfärbt sich durch die Einwirkung von Entwicklerreagenz der Indikator auf einem Testbriefchen nach blau.

Abb. 9.1:
Testbriefchen für den okkulten Blutnachweis im Stuhl

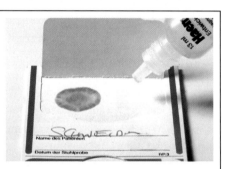

Testergebnisse:

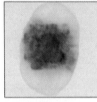

positiv

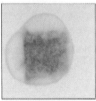

positiv

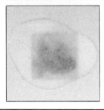

negativ

Geräte und Substanzen:
Testbriefchen mit Reaktionsfeldern A und B,
Holzspatel,
Entwickler-Reagenz.

Durchführung:
Zur Durchführung der Untersuchung bekommt der Patient drei Testbriefchen mit drei Holzspateln und einer Gebrauchsanweisung ausgehändigt. Zur Vermeidung von Fehlern sollte die Arzthelferin dem Patienten die Vorgehensweise nochmals erklären.
Drei Tage vor Beginn des Testes und während der Testperiode sollte der Patient ballaststoffreiche Kost zu sich nehmen (Vollkornbrot, Nüsse, Gemüse, Obst, Salate). Verboten sind halbrohe oder rohe Fleischwaren, grüne Bohnen, Kakao und Vitamin C-Pärparate, da sie das Ergebnis falsch positiv beeinflussen können.
An den drei Tagen der Testperiode (drei Stuhlgänge) soll der Patient auf die Reaktionsfelder der Testbriefchen mit dem Holzspatel eine kleine Menge Stuhl auftragen und gleichmäßig verteilen. Mit Namen und Entnahmedatum beschriftet, müssen diese Proben möglichst sofort nach dem Auftragen zum Arzt gebracht werden.

Auswertung:
Im Labor werden die Briefchen geöffnet. Auf der Rückseite der Reagenzfelder mit den Proben gibt man je zwei Tropfen Entwickler-Reagenz.
Bei Vorhandensein von okkultem Blut zeigt sich im Bereich der Reaktionsfelder eine blaue Verfärbung innerhalb von 30 Sekunden.

Fehlerquellen:
Die Proben auf dem Briefchen müssen zum Zeitpunkt der Auswertung eingetrocknet sein. Falls die Probenentnahme jedoch mehr als 12 Tage zurückliegt, ist die Testempfindlichkeit geringer und es kann zu falsch positiven und falsch negativen Testergebnissen kommen.

9.1.2 Untersuchung des Vaginalsekretes

Zur Feststellung von Krebs wird ein zytologischer Ausstrich des Vaginalsekretes angefertigt.

Auf einem Objektträger wird Vaginalsekret ausgestrichen und mit der Färbung nach Papanikolaou angefärbt. Danach wird das Präparat mikroskopisch auf veränderte Zellen hin untersucht.

Die Anfärbung und Untersuchung der Präparate erfolgt meist nicht in der Praxis. Die Ausstriche werden an Speziallabors eingesandt, und das Ergebnis dem Arzt mitgeteilt.

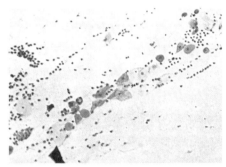

Ausstrich nach
Papanikolaou gefärbt

9.2. Schwangerschaftsnachweis

Mit Beginn einer Schwangerschaft wird vom Körper das Hormon **Choriongonadotropin (HCG)** gebildet, das für die Aufrechterhaltung der Schwangerschaft sorgt. Dieses Hormon wird mit dem Harn ausgeschieden und ist immunologisch (in einer **Antigen-Antikörper-Reaktion)** nachweisbar.

Geräte und Substanzen:
Objektträger,
Pipette,
Glasstab,
Puffer-Reagenz,
Anti-HCG-Latex-Reagenz.

Prinzip:
Harn wird mit Anti-HCG beladenen Latex-Partikeln (künstlich gewonnene Antikörper — Anti-HCG — wurden an Latex-Partikel gekoppelt) zusammengebracht.

Bei Vorhandensein von Choriongonadotropin (HCG) verbindet sich dieses Hormon (= Antigen) mit dem Anti-HCG-Latex-Partikeln in einer Antigen-Antikörper-Reaktion. Auf dem Objektträger wird eine **Agglutination** (= Zusammenballung, Körnelung) sichtbar. Befindet sich kein HCG im Harn, geschieht keine Agglutination, die Lösung auf dem Objektträger bleibt gleichmäßig trüb.

Durchführung:
● Für die Untersuchung ist der Morgenurin am besten geeignet, da die HCG-Konzentration dann am höchsten ist.
● Auf einen Objektträger 2 Tropfen Urin geben.
● 1 Tropfen Pufferlösung und 1 Tropfen Anti-HCG-Latex-Reagenz zugeben und mit dem Glasstab gut mischen.
● Den Objektträger rotierend bewegen und nach ca. 3 Min. das Ergebnis ablesen (siehe Herstellerangabe).

Beurteilung:
Positives Testergebnis = Agglutination (Schwangerschaft liegt vor)
Negatives Testergebnis = keine Agglutination (Schwangerschaft liegt nicht vor)

Hinweis:
Neben dieser Methode gibt es bereits Teststäbchen, die auch nach dem Prinzip der Antigen-Antikörper-Reaktion arbeiten: Sie zeigen das Vorhandensein des Hormons jedoch durch eine Farbveränderung an.

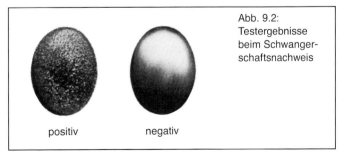

Abb. 9.2:
Testergebnisse
beim Schwangerschaftsnachweis

positiv   negativ

10 Qualitätskontrolle und Qualitätssicherung

Jede Laboruntersuchung hat das Erlangen der genauesten Ergebnisse zum Ziel. Die Mitarbeiter eines Labors müssen darauf vertrauen können, daß ihre erzielten Ergebnisse richtig sind. Da eine Untersuchung aus vielen Arbeitsschritten besteht, ist zwangsläufig die Gefahr von auftretenden Fehlern vorhanden. Um diese Gefahren zu kontrollieren bzw. auszuschalten, wurde die Qualitätskontrolle entwickelt. Sie soll die Zuverlässigkeit der erzielten Ergebnisse sichern.

Die Laboratorien unterliegen der **Kontrolle der Bundesärztekammer:** Sie hat Richtlinien (Juni 1989) erlassen, die die Einheitlichkeit der zu messenden Werte gewährleisten: die Qualität der Werte muß **präzise** (= genau) und **richtig** sein.

— Jedes Labor ist verpflichtet, **interne und externe Qualitätskontrollen** zur Qualitätssicherung durchzuführen.
— Präzisions- und Richtigkeitskontrolle sind bei interner Kontrolle unabhängig voneinander durch Kontrollproben zu prüfen.
— Die **Präzisionskontrolle** besteht aus täglich wiederholten Messungen desselben Untersuchungsmaterials. Die Ergebnisse dürfen nur in bestimmten Grenzen voneinander abweichen.
— Die **Richtigkeitskontrolle** besteht in der Messung von Kontrollproben bekannter Konzentrationen. Auch hierbei dürfen Abweichungen vom tatsächlichen Ergebnis bestimmte Grenzen nicht überschreiten.
— Über die interne Präzisions- und Richtigkeitskontrolle besteht Dokumentations- und Aufbewahrungspflicht bis zu fünf Jahren.
— Die Laboratorien sind zur Teilnahme an Ringversuchen verpflichtet (externe Qualitätskontrolle).

10.1 Interne Qualitätskontrolle

Unter interner Qualitätskontrolle versteht man die Eigenkontrolle des Labors, die täglich für jede Untersuchungsmethode durchgeführt werden muß.

Die Kontrolle über ein Ergebnis beginnt bei der Probenentnahme und zieht sich über den Analysenprozeß bis zur Dokumentation hin. Überall können Fehler auftreten. Fehler sind Abweichungen vom wahren, vorgegebenen oder vom gemessenen Wert. Dabei werden zufällige, systematische und grobe Fehler unterschieden.

Zufällige Fehler sind unvermeidbar: Bei der mehrfachen Bestimmung einer Probe sind die Werte nie gleich (Wägung, Extinktionsmessung, Volumenbestimmung), sie streuen um einen Mittelwert. Ursache sind unvermeidbare Zufälligkeiten, die in täglich schwankenden äußeren Bedingungen begründet sind: z. B. Raumtemperatur, frisch angesetzte Lösungen, Meßgeräte, Untersucher.

Systematische Fehler sind vermeidbar. Sie haben Auswirkungen auf alle Ergebnisse einer Analysenmethode und bewirken eine Abweichung vom wahren Wert nur in eine bestimmte Richtung (zu hoch oder zu niedrig). Ursache sind z. B. falsch eingestellte Meßgeräte, falscher pH-Wert einer Pufferlösung, verunreinigte Reagenzien.

Grobe Fehler sind ebenfalls vermeidbar. Sie sind oft nicht sofort erkennbar und können schwerwiegende Folgen für den Patienten haben. Ursache sind z. B. falsche Probenkennzeichnung, ungenaues Ablesen und Übertragen von Meßwerten, fehlerhafte Berechnungen.

Zur Vermeidung von Fehlern bei der **Probenentnahme** muß der Patient ausreichend informiert (z. B. über die Nahrungsaufnahme vor einer Nitrituntersuchung im Harn) und die Probe eindeutig gekennzeichnet werden.

Um Fehler beim **Analysenvorgang** auszuschalten, müssen besondere Anforderungen an die angewandte Methode gestellt werden:

— Spezifität der Untersuchungsmethode: mit der Methode muß der zu bestimmende Stoff, z. B. Glukose, genau nachgewiesen werden können.

— Empfindlichkeit der Methode: mit der Methode darf ausschließlich der zu bestimmende Stoff, z. B. Glukose, erfaßt werden.

— Reproduzierbarkeit der Untersuchung: die Untersuchung muß unter den gleichen Voraussetzungen wiederholt werden können.

— Reagenzienreinheit: in den Reagenzien dürfen keine Verunreinigungen enthalten sein, die das Ergebnis verfälschen können.

Bei der Durchführung der Analyse muß die Qualität der Geräte und Hilfsmittel gewährleistet sein, sowie die Eignung des Untersuchers.

Fehler bei der **Dokumentation** können durch korrektes Übertragen der ermittelten Werte und fehlerfreies Berechnen ausgeschaltet werden.

10.1.1 Präzisionskontrolle

Bei der Präzisionskontrolle wird überprüft, wie genau (= präzise) eine Untersuchungsmethode ist. Sie dient dem Erkennen von **zufälligen Fehlern** und wird für jede Untersuchungsmethode durchgeführt.

Hierzu wird ein Kontrollserum mit bekanntem Inhalt mehrmals hintereinander bei jeder entsprechenden Untersuchung analysiert und die Ergebnisse protokolliert. Durch Berechnung und grafische Darstellung wird ermittelt, ob die jeweilige Untersuchungsmethode eine ausreichende Genauigkeit aufweist.

Durchführung der Präzisionskontrolle:

● Protokollierung aller Untersuchungsergebnisse des Kontrollserums an mindestens 20 aufeinander folgenden Tagen.

● Berechnung des **Mittelwertes:**
Der Mittelwert ($\bar{x}$) ist die Summe aller Einzelwerte (x_i), dividiert durch die Anzahl der Werte (n).

$$\frac{\sum x_i}{n} = \bar{x}$$

Der Mittelwert ist der Durchschnittswert aller Einzelbestimmungen. Er kommt dem sogenannten wahren Wert oder tatsächlichen Wert sehr nahe.

● Berechnung der **Standardabweichung:** Die Standardabweichung gibt an, wie stark die Einzelwerte um den Mittelwert schwanken.

Berechnung der Differenzen (D) zwischen dem Mittelwert und den Einzelwerten:

$$x_i - \bar{x} = D$$

Quadrierung der einzelnen Differenzen:

$$(x_i - \bar{x})^2 = D^2$$

Addition der quadrierten Differenzen:

$$\sum (x_i - \bar{x})^2 = \sum D^2$$

Division der Summe durch die Anzahl der Bestimmungen minus 1:

$$\frac{\sum (x_i - \bar{x})^2}{n - 1} = s^2$$

Ziehen der Wurzel aus dem Quotienten ergibt die Standardabweichung (s):

$$s = \sqrt{\frac{\sum (x_i - \bar{x})^2}{n - 1}}$$

● Berechnung der **Kontrollgrenzen:**
Der Kontrollbereich einer Analyse gilt für die Werte zwischen dem Mittelwert $+/-$ 3 s. Die Grenzen dieses Bereiches gelten als untere **Alarmgrenzen.**
Als obere und untere **Warngrenzen** werden die Werte Mittelwert $+/-$ 2 s bezeichnet.
Werden die Alarmgrenzen überschritten, so ist die Methode außer Kontrolle. In diesem Fall müssen die Patientendaten neu erhoben werden.

Alarmgrenze: $\bar{x} \pm 3\,s$

Warngrenze: $\bar{x} \pm 2\,s$

- Berechnung des **Variationskoeffizientens** (relative Standardabweichung v): Dieser Wert gibt die Streuung in % vom Mittelwert an und ist nach den Richtlinien der Bundesärztekammer nach oben hin begrenzt: Der Variationskoeffizient sollte 5 % nicht überschreiten, bei Enzymbestimmungen 10 %.

Multiplikation der Standardabweichung mit 100 und Division durch den Mittelwert:

$$\frac{s \cdot 100}{\bar{x}} = v\,(\%)$$

- Anfertigung der **Kontrollkarte:**
In der Kontrollkarte werden die gewonnenen Daten aus Messung und Berechnung grafisch dargestellt. An der Darstellung läßt sich gut erkennen, ob eine Methode unter Kontrolle oder außer Kontrolle des Untersuchers ist.

10.1.2 Richtigkeitskontrolle

Sie dient der Erfassung der **systematischen Fehler,** z. B. die Anwendung eines falschen Photometerfilters. Diese Fehler sind durch das Mitführen von Standards gut erkennbar. Die Richtigkeitskontrolle wird bei jeder vierten Analysenserie und in der gleichen Art und Weise wie die Präzisionskontrolle durchgeführt. Auch hier wird eine Kontrollkarte angefertigt, auf der die Fehler dann durch Abweichungen nach oben oder unten erkennbar sind.

Hinweis: Die Kontrollseren werden vom Hersteller mitgeliefert und müssen für den Zeitraum der Kontrollen zur Erhaltung der Haltbarkeit vorschriftsmäßig gelagert werden.

10.2. Externe Qualitätskontrollen

Unter externer Qualitätskontrolle versteht man die Teilnahme der Labors an Ringversuchen. Seit 1991 muß jedes Labor an 2 Ringversuchen im Jahr teilnehmen. An die Laboratorien werden Proben mit bekanntem Inhalt versandt, die bestimmt werden müssen. Die Ergebnisse werden eingesandt, so daß eine äußere Kontrolle der Laborarbeit geschieht.

Verschiedene Sollwert-Labors ermitteln Sollwerte in Kontrollproben, aus denen dann der endgültige Sollwert bestimmt wird. Dabei werden Routinemethoden unter reproduzierbaren Bedingungen angewandt. Mit diesen Sollwerten werden die Ergebnisse der Ringversuche der einzelnen Labors verglichen.

Bei der erfolgreichen Teilnahme der Labors an den Ringversuchen erhalten diese ein Zertifikat, wodurch sie zur Kassenärztlichen Abrechnung von Laboruntersuchungen berechtigt sind.

Die externe Qualitätskontrolle dient der Ergänzung der internen Qualitätskontrolle und hat zum Ziel, die Vergleichbarkeit der Ergebnisse einzelner Labors ständig zu verbessern.

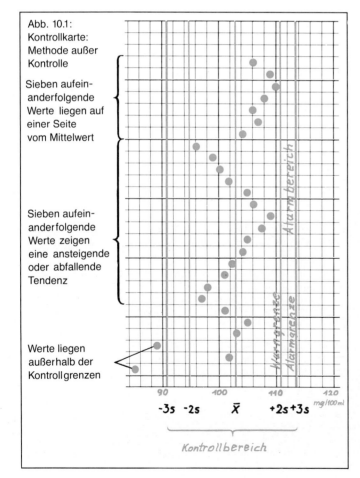

Abb. 10.1:
Kontrollkarte:
Methode außer Kontrolle

Sieben aufeinanderfolgende Werte liegen auf einer Seite vom Mittelwert

Sieben aufeinanderfolgende Werte zeigen eine ansteigende oder abfallende Tendenz

Werte liegen außerhalb der Kontrollgrenzen

Bestandteil: _GLUCOSE_

Methode: _Hexokinase_

Monat: _März_

Abb. 10.2:
Statistisches
Rechenblatt
und Kontrollkarte:
Methode
unter Kontrolle

Präzisionskontroll-Serum: _Norm-Serum xy_			
K.-Nr.: _123_			
Datum	Unterschrift	Nr.	Analysen Ergebnis
1.3.	Bath	1	98
2.3.	Bath	2	110
3.3.	Bath	3	98
4.3.	Bath	4	112
5.3.	Bath	5	102
6.3.	Bath	6	102
7.3.	Bath	7	102
8.3.	Bath	8	104
9.3.	Bath	9	100
10.3.	Bath	10	106
11.3.	Bath	11	106
12.3.	Bath	12	100
13.3.	Bath	13	100
14.3.	Bath	14	98
15.3.	Bath	15	99
16.3.	Bath	16	102
17.3.	Bath	17	101
18.3.	Bath	18	104
19.3.	Bath	19	103
20.3.	Bath	20	104
21.3.	Bath	21	99
22.3.	Bath	22	107
23.3.	Bath	23	101
24.3.	Bath	24	101
25.3.	Bath	25	109
26.3.	Bath	26	105
27.3.	Bath	27	107
28.3.	Bath	28	100
29.3.	Bath	29	97
30.3.	Bath	30	99
31.3.	Bath	31	98

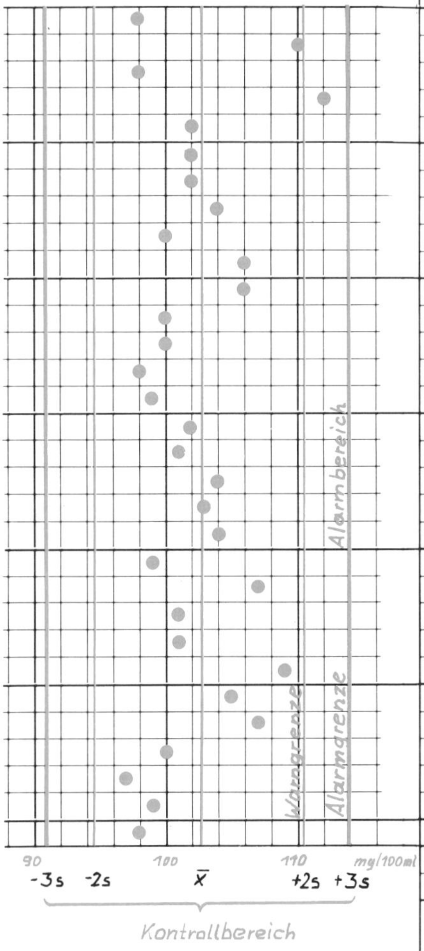

Kontrollbereich

Mittelwert $\bar{x}$			102,39
Standardabweichung s			3,86
Variationskoeffizient VK	$\dfrac{s \cdot 100}{\bar{x}}$		3,77%
Warngrenze obere		$\bar{x} + 2s$	110,11
$2s = 7,72$ untere		$\bar{x} - 2s$	94,67
Kontrollgrenze obere		$\bar{x} + 3s$	113,98
$3s = 11,59$ untere		$\bar{x} - 3s$	90,80

Aufgaben:

1. Warum muß in Laboratorien die Qualitätskontrolle durchgeführt werden?

2. Was versteht man unter interner und externer Qualitätskontrolle?

3. Was versteht man unter Präzisionskontrolle und Richtigkeitskontrolle?

4. Beschreiben Sie die Durchführung der Präzisionskontrolle an einem Beispiel!

Internationale Einheiten im Meßwesen

Im Meßwesen wurde ein international einheitliches System eingeführt, das Système International d'Unités (SI). Es beruht auf sieben SI-Basiseinheiten und einer Fülle davon abgeleiteter Einheiten.

SI-Basiseinheiten

Meßgröße	Einheit	Zeichen	weitere Einheiten	Umrechnung	
Länge	Meter	m	Zentimeter	1 cm	= 0,01 m
			Millimeter	1 mm	= 0,001 m
Masse	Kilogramm	kg	Gramm	1 g	= 0,001 kg
			Milligramm	1 mg	= 0,001 g
Zeit	Sekunde	s	Minute	1 min	= 60 s
			Stunde	1 h	= 60 min
			Tag	1 d	= 24 h
elektrische Stromstärke	Ampere	A	Milliampere	1 mA	= 0,001 A
Temperatur	Kelvin	K	Grad Celsius	1 °C	= (1 + 273,15) K
Lichtstärke	Candela	cd			
Stoffmenge	Mol	mol	Millimol	1 mmol	= 0,001 mol

Abgeleitete Einheiten (Auswahl)

Meßgröße	Einheit	Zeichen	weitere Einheiten	Umrechnung	
Volumen	Kubikmeter	m^3	Kubikzentimeter	1 cm^3	= 0,000001 m^3
Druck	Pascal	Pa	Bar*	1 bar	= 100000 Pa
			Millibar*	1 mbar	= 100 Pa
Leistung	Watt	W	Kilowatt	1 kW	= 1000 W
elektrische Spannung	Volt	V	Kilovolt	1 kV	= 1000 V
			Millivolt	1 mV	= 0,001 V
elektrischer Widerstand	Ohm	Ω	Kiloohm	1 kΩ	= 1000 Ω

* nicht mehr zugelassene Einheiten

Dezimale Vielfache und Bruchteile von Einheiten

Vorsilbe	Zeichen	Faktor		Zehnerpotenz	Beispiele	
Tera	T	1000000000000	Billionen	10^{12}		
Giga	G	1000000000	Milliarden	10^9		
Mega	M	1000000	Millionen	10^6	MHz	Megahertz
Kilo	k	1000	Tausend	10^3	kg	Kilogramm
Hekto	h	100	Hundert	10^2		
Deka	da	10	Zehn	10		
Dezi	d	0,1	Zehntel	10^{-1}	dl	Deziliter
Zenti	c	0,01	Hundertstel	10^{-2}	cm	Zentimeter
Milli	m	0,001	Tausendstel	10^{-3}	ml	Milliliter
Mikro	μ	0,000001	Millionstel	10^{-6}	μl	Mikroliter
Nano	n	0,000000001	Milliardstel	10^{-9}	nm	Nanometer
Piko	p	0,000000000001	Billionstel	10^{-12}	pg	Pikogramm
Femto	f	0,000000000000001	Billiardstel	10^{-15}	fl	Femtoliter

Übersicht der Normalwerte für Harn und Blut

Harn

Harnmenge	1,2 – 1,8 l/Tag	**Harnsediment (Bestandteile/Gesichtsfeld):**	
Harnfarbe	hell- bis dunkelgelb	**Zellen**	
Harntrübung	klar, trübungsfrei	Erythrozyten	0 – 1
Harngeruch	fade, evtl. aromatisch	Leukozyten	1 – 4
Harndichte	1012 – 1030	Epithelien	geringe Mengen normal
pH-Wert	4,8 – 7,5	Zylinder	meist pathologisch
Eiweiß	negativ	Zylindroide	normal
Glukose	negativ	Bakterien	geringe Mengen normal
Ketonkörper	negativ	Hefen	pathologisch
Nitrit	negativ	Trichomonaden	pathologisch
Bilirubin	negativ	**Kristalle**	
Urobilinogen	negativ	Harnsäure	normal
Erythrozyten	$< 5/\mu l$	Oxalsäure	normal
Leukozyten	$< 10/\mu l$	Phosphat	normal
		Cystin	pathologisch
		Leucin	pathologisch
		Tyrosin	pathologisch

Blut

		konventionelle Einheiten	Umrechnungsfaktoren ← →	SI-Einheiten

		konventionelle Einheiten	←	→	SI-Einheiten
Blutkörperchensenkungs-geschwindigkeit (BSG)	Frauen	4—11 mm/Std. 6—20 mm/2 Std.			
	Männer	3— 7 mm/Std. 5—18 mm/2 Std.			
Hämatokrit (Hkt)	Frauen	35—45 %	100	0,01	0,35—0,45 l Erythro-zyten/l Vollblut
	Männer	40—50 %	100	0,01	0,4 —0,5 l Erythro-zyten/l Vollblut
Hämoglobin	Frauen	12—16 g/100 ml Blut	1,61	0,6205	7,45— 9,93 mmol/l Blut
	Männer	14—18 g/100 ml Blut	1,61	0,6205	8,69—11,17 mmol/l Blut
Erythrozyten	Frauen	4,0—5,0 Mio/μl Blut	1	1	4,0—5,0 T/l Blut
	Männer	4,5—5,5 Mio/μl Blut	1	1	4,5—5,5 T/l Blut
HbE-Wert (MCH-Wert)		28—32 pg Hb/Erythrozyt	1,61	0,06205	1,74—1,99 fmol Hb/Erythrozyt
MCV-Wert		85—95 mm^3/Erythrozyt	1	1	85-95 fl/Erythrozyt
MCHC		32—36 g Hb/100 ml Erythrozyten	1,61	0,6205	19,9—22,3 mmol Hb/l Erythrozyten
Leukozyten		4000—9000/μl Blut	1000	0,001	4-9 G/l Blut
Leukozyten davon:		prozentuale Verteilung: 100 %			
Neutrophile stabkernige Granulozyten		3— 5 %			
Neutrophile segmentkernige Granulozyten		50—70 %			
Eosinophile Granulozyten		2— 4 %			
Basophile Granulozyten		0— 1 %			
Monozyten		2— 8 %			
Lymphozyten		25—40 %			
Thrombozyten		150 000-300 000/μl Blut	1000	0,001	150—300 G/l Blut
Retikulozyten		35 000—75 000/μl Blut 8—15/1000 Erythrozyten 8—15 $^0/_{00}$			
Quick-Wert (TPZ-Wert)		70—100 % (17—20 Sek.)			
PTT-Wert		33—41 Sek. (PTT-Reagenz) bis 55 Sek. (menschl. Thrombozyten + Kaolin)			

		konventionelle Einheiten	Umrechnungsfaktoren ← →	SI-Einheiten
γ-GT	Frauen Männer			4— 18 U/l Serum 6— 28 U/l Serum
GOT	Frauen Männer			5— 15 U/l Serum 5— 17 U/l Serum
GPT	Frauen Männer			5— 19 U/l Serum 5— 23 U/l Serum
LDH				80—240 U/l Serum
Glukose (nüchtern)		70—100 mg/dl Blut	18,02	0,0555	3,9—5,5 mmol/l Blut
Gesamteiweiß		6,2—8,7 g/100 ml Serum	0,1	10	62—87 g/l Serum
Serumeiweiß (Elektrophorese, Ponceaurot S) Albumin α$_1$-Globulin α$_2$-Globulin β-Globulin γ-Globulin				35,2—50,4 g/l Serum 1,3— 3,9 g/l Serum 5,4—11,3 g/l Serum 5,9—12,4 g/l Serum 5,8—15,2 g/l Serum
Gesamtcholesterin	verdächtig ab erhöht ab	220 mg/100 ml Serum 260 mg/100 ml Serum	38,7 38,7	0,0258 0,0258	5,7 mmol/l Serum 6,7 mmol/l Serum
HDL-Cholesterin	Frauen Männer	45 mg/100 ml Serum 55 mg/100 ml Serum	38,7 38,7	0,0258 0,0258	1,68 mmol/l Serum 1,42 mmol/l Serum
Triglyzeride	verdächtig ab erhöht ab	150 mg/100 ml Serum 200 mg/100 ml Serum	87,7 87,7	0,0114 0,0114	1,7 mmol/l Serum 2,3 mmol/l Serum
Gesamtbilirubin	bis	1,0 mg/100 ml Serum	0,0585	17,104	bis 17,1 µmol/l Serum
unkonjugiertes Bilirubin	bis	0,25 mg/100 ml Serum	0,0585	17,104	bis 4,3 µmol/l Serum
Kreatinin	Frauen Männer	0,5—0,9 mg/100 ml Serum 0,6—1,1 mg/100 ml Serum	0,0113 0,0113	88,402 88,402	44—80 µmol/l Serum 53—97 µmol/l Serum
Harnstoff		20—40 mg/100 ml Serum	6,006	0,1665	3,3—6,7 mmol/l Serum
Harnsäure	Frauen Männer	2,4—5,7 mg/100 ml Serum 3,4—7,0 mg/100 ml Serum	0,0168	59,485	140—340 µmol/l Serum 200—420 µmol/l Serum
Calcium		4,5—5,4 mval/l Serum	1,96	0,51	2,3—2,7 mmol/l Serum
Kalium		3,6—5,4 mval/l Serum	1	1	3,6—5,4 mmol/l Serum
Natrium		137—147 mval/l Serum	1	1	137—147 mmol/l Serum
Eisen	Frauen Männer	37—145 µg/100 ml Serum 59—158 µg/100 ml Serum	5,5847	0,1791	6,6—26 µmol/l Serum 10,6-28,3 µmol/l Serum

Chemisches Rechnen, Übungsaufgaben und Lösungen

Herstellen einer Lösung mit einem bestimmten Prozentgehalt und einer bestimmten Menge (Massenprozent)

Aufgabe: Es sollen 1000 g einer physiologischen Kochsalzlösung (3,8 %ig) hergestellt werden. Wieviel g Wasser und wieviel g Kochsalz werden dafür benötigt?

Rechnung:
100 g 3,8 %ige Lösung enthalten 3,8 g NaCl
1000 g 3,8 %ige Lösung enthalten   x g NaCl

Berechnung nach dem Dreisatz:
100 g : 1000 g = 3,8 g : x g

$$x \, g = \frac{3,8 \, g \cdot 1000 \, g}{100 \, g}$$

x g = 38 g NaCl

Masse an Wasser (Wassermenge):
1000 g 3,8 %ige NaCl-Lösung = x g H_2O + 38 g NaCl
x g = 1000 g − 38 g
x g = 962 g H_2O

Ergebnis: Zum Herstellen von 1000 g physiologischer Kochsalzlösung werden 38 g Kochsalz und 962 g Wasser benötigt.

Herstellen einer Lösung mit einem bestimmten Prozentgehalt und einem bestimmten Volumen (Volumenprozent)

Aufgabe: Es sollen 5 l 70 %ige Alkohollösung hergestellt werden. Wieviel ml Alkohol (100 %ig) und wieviel ml Lösungsmittel (Wasser) sind dazu erforderlich?

Rechnung:
100 ml 70 %ige Lösung enthalten 70 ml Alkohol (100 %ig)
5000 ml 70 %ige Lösung enthalten   x ml Alkohol (100 %ig)

Berechnung nach dem Dreisatz:
100 ml : 5000 ml = 70 ml : x ml

$$x \, ml = \frac{70 \, ml \cdot 5000 \, ml}{100 \, ml}$$

x ml = 3500 ml Alkohol

Wassermenge:
5000 ml 70 %iger Alkohol = x ml H_2O + 3500 ml Alkohol
x ml = 5000 ml − 3500 ml
x ml = 1500 ml H_2O

Ergebnis: Zum Herstellen von 5 l 70 %iger Alkohollösung werden 3,5 l Alkohol (100 %ig) und 1,5 l Wasser benötigt.

Verdünnungsverhältnisse

Das Verdünnungsverhältnis gibt an, wieviel Volumenteile zu verdünnende Lösung (konzentrierte Lösung) mit wieviel Volumenteilen Verdünnungsmittel zu verdünnen sind.

Z.B. besagt die Verdünnungsangabe 1:10, daß in 10 Teilen der hergestellten Lösung 1 Teil der zu verdünnenden Lösung und 9 Teile des Verdünnungsmittels enthalten sind, d.h. 1 Teil + 9 Teile = 10 Teile. Es entsteht also eine 10%ige Lösung.

(In der mathematisch-chemischen Praxis bedeutet das Verhältnis 1:10 1 Teil + 10 Teile = 11 Teile [und 9,1%ige Lösung]. Diese Rechenweise findet jedoch in der medizinisch-pharmazeutischen Praxis keine Anwendung).

Beispiel:

Es soll eine Verdünnung 1:100 hergestellt werden. Man gibt dazu 1 ml der konzentrierten Lösung in einen Meßkolben und füllt Verdünnungsmittel bis 100 ml auf (**ad** 100 ml). In insgesamt 100 ml Verdünnung befinden sich 1 Teil konzentrierte Lösung und 99 Teile Verdünnungsmittel.

Anwendung in der Praxis:

1. Verdünnen von Reagenzienlösungen:
   Oft wird kurz vor Gebrauch aus einer hochkonzentrierten Reagenzienlösung **(Stammlösung)** die **Gebrauchslösung** durch Verdünnen in einem bestimmten Mischungsverhältnis hergestellt (z.B. bei Färbung nach Pappenheim: Giemsa-Stammlösung).

2. Verdünnen von Untersuchungsmaterial, wenn die zu untersuchende Substanz zu konzentriert vorliegt, um ein genaues Untersuchungsergebnis zu erzielen (z.B. bei Enzym- und Substratbestimmungen, Antikörperbestimmungen).
   Beispiele:
   Harn   Verdünnung 1:5 = 1 Teil Harn + 4 Teile Verdünnungsmittel
   Blut   Verdünnung 1:2 = 1 Teil Blut + 1 Teil Verdünnungsmittel
   Bei der Berechnung des Untersuchungsergebnisses muß die Verdünnung berücksichtigt werden, d.h. in den genannten Beispielen mit 5 bzw. 2 multipliziert werden.

3. Herstellen einer fortlaufenden Verdünnungsreihe (geometrische Verdünnungsreihe).
   Beispiel:
   Bestimmung von Antikörpern im Serum
   (1) 1:1 = Serum unverdünnt (konzentriert)
   (2) 1:2 = 1 Teil Serum + 1 Teil physiologische NaCl-Lösung
   (3) 1:4 = 1 Teil Serum + 3 Teile physiologische NaCl-Lösung
   (4) 1:8 = 1 Teil Serum + 7 Teile physiologische NaCl-Lösung
   Durchführung:
   (1) Ausgangsröhrchen 1:1   2 ml Serum
   (2) Verdünnung   1:2   1 ml phys. NaCl-Lösung vorlegen ⎫ mischen
                                               +1 ml aus (1)   ⎭ 1 ml übertragen
   (3) Verdünnung   1:4   1 ml phys. NaCl-Lösung vorlegen ⎫ mischen
                                               +1 ml aus (2)   ⎭ 1 ml übertragen
   (4) Verdünnung   1:8   1 ml phys. NaCl-Lösung vorlegen ⎫ mischen
                                               +1 ml aus (3)   ⎭ 1 ml verwerfen
   Die Röhrchen müssen genau beschriftet werden.
   In jedem Röhrchen befindet sich nach der Verdünnung nur 1 ml Lösung.
   Das Untersuchungsergebnis muß mit der Verdünnung multipliziert werden.

Herstellen von Verdünnungen durch Mischen von Lösungen höherer Konzentration mit Lösungen niedrigerer Konzentration

Aufgabe: Aus einer 70 %igen Alkohollösung und einer 15 %igen Alkohollösung soll eine 30 %ige Alkohollösung hergestellt werden.

Rechnung: Die 70 %ige Lösung muß verdünnt werden,
die 15 %ige Lösung muß stärker konzentriert werden.

Anwendung des Mischungskreuzes (Andreaskreuzes, Pfeilkreuzes):

Konzentration der Ausgangslösungen	Konzentration der gewünschten Mischung	Massenteile (Menge) der Ausgangslösungen

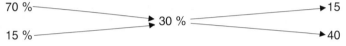

In Pfeilrichtung werden die Differenzen der Konzentrationen der Ausgangslösungen jeweils zur Konzentration der Mischung gebildet. Diese ergeben die Massenteile (Menge) der jeweils zu verwendenden Ausgangslösungen, um die gewünschte Mischung herzustellen. Aus dem Mischungskreuz können nun die Massenteile auf gleicher Höhe mit den zu verwendenden Ausgangslösungen abgelesen werden, d. h.:

$$\begin{array}{r} 15 \text{ Teile 70 \%ige Alkohollösung} \\ + \ 40 \text{ Teile 15 \%ige Alkohollösung} \\ \hline = 55 \text{ Teile 30 \%ige Alkohollösung} \end{array}$$

Ergebnis: Zur Herstellung der 30 %igen Alkohollösung müssen 15 Teile der 70 %igen und 40 Teile der 15 %igen Alkohollösung gemischt werden. Es entstehen 55 Teile 30 %iger Alkohollösung,

$$\begin{array}{r} \text{z. B.} \quad 150 \text{ ml 70 \%ige Alkohollösung} \\ + \ 400 \text{ ml 15 \%ige Alkohollösung} \\ \hline = 550 \text{ ml 30 \%ige Alkohollösung} \end{array}$$

Übungsaufgaben:

1. Wieviel g Zucker und wieviel g Wasser werden zum Herstellen von 500 g einer 7,5 %igen Zuckerlösung benötigt?

2. Wieviel ml konzentriertes Desinfektionsmittel und wieviel ml Lösungsmittel (Wasser) sind zur Herstellung von 5 l einer 3 %igen Desinfektionsmittellösung erforderlich?

3. Wieviel Teile Blut und wieviel Teile Verdünnungslösung mischt man bei den Verdünnungen in der Erythrozytenpipette (1:100) und in der Leukozytenpipette (1:20)?

4. Stellen Sie eine fortlaufende Verdünnungsreihe für Serum bis zur Verdünnung 1:64 auf!

5. Aus einer 96 %igen und einer 30 %igen Alkohollösung soll eine 45 %ige Alkohollösung hergestellt werden. Wieviel Teile des 96 %igen und wieviel Teile des 30 %igen Alkohols müssen dazu gemischt werden?

Lösungen:

1. 100 g 7,5 %ige Lösung enthalten 7,5 g Zucker
   500 g 7,5 %ige Lösung enthalten   x g Zucker

   100 g : 1000 g = 7,5 g : x g

   $$x\,g = \frac{7,5\,g \cdot 500\,g}{100\,g} = 37,5\,g\ \text{Zucker}$$

   500 g 7,5 %ige Lösung = x g Wasser + 37,5 g Zucker
   x g = 500 g − 37,5 g = 462,5 g Wasser

2. 100 ml 3 %ige Lösung enthalten 3 ml Desinfektionsmittel
   5000 ml 3 %ige Lösung enthalten x ml Desinfektionsmittel

   100 ml : 5000 ml = 3 ml : x ml

   $$x\,ml = \frac{3\,ml \cdot 5000\,ml}{100\,ml} = 150\,ml\ \text{Desinfektionsmittel}$$

   5000 ml 3 %ige Lösung = x ml Wasser + 150 ml Desinfektionsmittel
   x ml = 5000 ml − 150 ml = 4850 ml Wasser

3. Erythrozytenpipette: 1:100
   Aufziehen von Blut bis zur Marke 1
   Nachziehen von Verdünnungslösung bis zur Marke 101
   = 1 Teil Blut und 99 Teile Verdünnungslösung im Pipettenbauch

   Leukozytenpipette 1:20
   Aufziehen von Blut bis zur Marke 0,5
   Nachziehen von Verdünnungslösung bis zur Marke 11
   = 1 Teil Blut + 19 Teile Verdünnungslösung im Pipettenbauch

   (1 Teil Verdünnungslösung liegt im Kapillarteil der Pipetten vor und wird vor dem Füllen der Zählkammer verworfen; daher Markierung 101 bzw. 11 auf den Pipetten)

4. (1) Ausgangsröhrchen 1:1   2 ml Serum

   (2) Verdünnung   1:2   1 ml phys. NaCl-Lösung vorlegen   } mischen
                                  + 1 ml aus (1)   } 1 ml übertragen

   (3) Verdünnung   1:4   1 ml phys. NaCl-Lösung vorlegen   } mischen
                                  + 1 ml aus (2)   } 1 ml übertragen

   (4) Verdünnung   1:8   1 ml phys. NaCl-Lösung vorlegen   } mischen
                                  + 1 ml aus (3)   } 1 ml übertragen

   (5) Verdünnung   1:16   1 ml phys. NaCl-Lösung vorlegen   } mischen
                                  + 1 ml aus (4)   } 1 ml übertragen

   (6) Verdünnung   1:32   1 ml phys. NaCl-Lösung vorlegen   } mischen
                                  + 1 ml aus (5)   } 1 ml übertragen

   (7) Verdünnung   1:64   1 ml phys. NaCl-Lösung vorlegen   } mischen
                                  + 1 ml aus (6)   } 1 ml verwerfen

   In jedem Röhrchen befindet sich nach der Verdünnung nur 1 ml Lösung. Das Untersuchungs-
   ergebnis wird mit 64 multipliziert.

5. 96 % ⟶ 15 Teile
       45 %
   30 % ⟶ 51 Teile

     15 Teile 96 %ige Alkohollösung
   + 51 Teile 30 %ige Alkohollösung
   —————————————————————
   = 66 Teile 45 %ige Alkohollösung

Stichwortverzeichnis

Bildquellennachweis

Krahe, Anja, Düsseldorf: Abb. 1.1, 3.4, 3.5, 4.2, 4.3, 4.10, 4.12 bis 4.14, 4.17 bis 4.19, 4.24, 4.26 links, 6.1, 7.5a, 7.6, 7.7, 7.9, 7.12, 7.21

Schacht, Jens, Düsseldorf: Abb. 5.2

Wosczyna, Mathias, Rheinbreitbach: Abb. 4.1, 4.9, 7.1, 7.2

Glaswarenfabrik Karl Hecht „Assistent", Sondheim/ Rhön: Abb. 4.7, 7.15

Bayer Diagnostic GmbH, München: Abb. 7.22

Behring, Marburg/Lahn: Abb. 10.2

Boehringer Mannheim GmbH, Mannheim: Abb. 4.21, 4.22, 5.1, 7.23, 8.1

Rudolf Brand GmbH + Co., Wertheim: Abb. 4.4, 4.6, 4.8, 4.26 rechts, 7.8

Desaga GmbH, Heidelberg: Abb. 7.24a

Eppendorf-Netheler-Hinz GmbH, Hamburg: Abb. 4.5

BHG Hermle, Gosheim: Abb. 4.23

Carl Heymanns Verlag KG, Köln: Abb. S. 11, 12

Dr. Lange, Berlin: Abb. 4.20

LMB Laborservice GmbH, Bonn: Abb. 7.24c

Macherey-Nagel, Düren: Abb. 3.7

Merck, Darmstadt: Abb. S. 96, 97, S. 109 links

mölab, Neuss / AL-Systeme, Karlsruhe: Abb. 7.11

Dr. Molter GmbH, Neckargemünd: Abb. 9.2

Nordmark Arzneimittel GmbH, Uetersen: Abb. S. 84 bis 88, S. 103, S. 105 links

Prof. Dr. Dr. Hans Rieth, Hamburg: Abb. S. 104

Röhm Pharma GmbH, Weiterstadt: Abb. 9.1

Walter Sarstedt, Nümbrecht-Rommelsdorf: Abb. 7.3, 7.4, 7.20

Sartorius GmbH, Göttingen: Abb. 7.24b

Prof. Dr. med. H. M. Seitz, Institut für medizinische Parasitologie, Bonn: Abb. S. 105 rechts

Sigma GmbH, Osterode am Harz: Abb. 7.5c

Dr. St. Wistuba, Westfälische Wilhelms-Universität, Klinik und Poliklinik für Urologie, Münster

Carl Zeiss, Oberkochen: Abb. 4.15